U0388640

幸「孕」妈妈

怀上二胎，
生下二宝

贾会云　许鼓 ◎主编

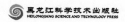
黑龙江科学技术出版社
HEILONGJIANG SCIENCE AND TECHNOLOGY PRESS

图书在版编目（CIP）数据

怀上二胎，生下二宝 / 贾会云，许鼓主编 . -- 哈尔
滨：黑龙江科学技术出版社，2018.6
　（幸"孕"妈妈）
　ISBN 978-7-5388-9617-6

　Ⅰ . ①怀… Ⅱ . ①贾… ②许… Ⅲ . ①妊娠期 – 妇幼
保健 – 基本知识 Ⅳ . ① R715.3

中国版本图书馆 CIP 数据核字 (2018) 第 058812 号

怀 上 二 胎 ， 生 下 二 宝

HUAISHANG ERTAI, SHENGXIA ERBAO

作　　者	贾会云　许　鼓	
项目总监	薛方闻	
责任编辑	马远洋	
策　　划	深圳市金版文化发展股份有限公司	
封面设计	深圳市金版文化发展股份有限公司	
出　　版	黑龙江科学技术出版社	
	地址：哈尔滨市南岗区公安街 70-2 号　邮编：150007	
	电话：（0451）53642106　传真：（0451）53642143	
	网址：www.lkcbs.cn	
发　　行	全国新华书店	
印　　刷	深圳市雅佳图印刷有限公司	
开　　本	685 mm × 920 mm　1/16	
印　　张	13	
字　　数	180 千字	
版　　次	2018 年 6 月第 1 版	
印　　次	2018 年 6 月第 1 次印刷	
书　　号	ISBN 978-7-5388-9617-6	
定　　价	39.80 元	

【版权所有，请勿翻印、转载】

二胎，没你想象的那么容易

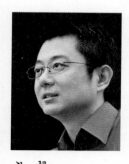

许鼓
孕婴护理专家
超级奶爸
育婴蜜语（公众号：
yuyingmiyuwx）创始人

什么人适合生二胎？

二胎和头胎有什么不同？

不同年龄差的两个孩子在心理方面有什么不同？

手足相亲不是天生的，妈妈应该怎样做？

……

随着二孩政策的全面实施，二孩时代即将来临，这对妇产科意味着更高的风险和挑战。

有生二胎的愿望，不代表有生二胎的能力。所有影响生育的因素中，年龄是最重要的一个因素。也就是说，越年轻，生二胎的希望越大。

年龄的重要性体现在两个方面：

1. 年龄是预测卵巢功能最好的指标。生二胎必须要有数量足够、质量优良的卵子。一般来说，随着年龄增加，卵子的数量会减少，质量会下降，卵巢功能减退。35 岁以上这种趋势就比较明显了，超过 40 岁怀孕的概率下降得更加显著。

2. 年龄也是胚胎质量和先天异常的重要关联因素。同样是以 35 岁为界，超过 35 岁发生胎儿染色体异常和各种先天畸形的风险是明显增加的。对于特别高龄的孕妇，比如 45 岁甚至更高，妊娠滋养细胞疾病的发病率明显增加。

在我国，第一胎剖官产占所有分娩的近 40%，而且其中约一半的剖官产是没有手术指征的。大量的临床数据显示，有剖官产史的女性再次生育，如果生育间隔短于 24 个月，子宫破裂风险会增加 3 倍以上，胎盘前置风险增加 1.7 倍，胎盘植入风险增加 5 倍以上。

因此，为保障母亲和二孩的健康，在决定生二胎前，妈妈一定要先做个全面的健康体检，评估自己的身体健康状况是否适合再怀孕。需要注意的是，生二胎的准爸妈很多都是高龄人士，孕前做好保健就显得很关键了。因为高龄女性卵子质量下降或者高龄丈夫精子质量下降，孕前营养保健对于精子与卵子的质量的提高很有帮助。尤其是补锌元素，孕前不仅男性可服用，女性也可服用，保持锌元素的充足，不仅可提升精子的质量和活力，还可促进卵泡的发育。

还有很多涉及生活方式的问题也需要考虑一下，比如最理想的妊娠时机、如何才能同时照顾好两个（或更多）宝宝，以及如何应对经济压力，等等。还有一些重要的医学问题，比如，如果你首次分娩是剖官产，那么二次分娩时要不要尝试一下经阴道分娩，以体验两次分娩的差异。

本书所呈现的对二胎妈妈身心感同身受的关怀，以及通过科学怀孕、科学分娩、科学育儿方法切实解决二胎妈妈焦虑的问题，对面临大压力、快节奏的妈妈而言，实用便捷。

书里细致地为读者的上述养育困惑提供了解决办法。首先用浅显的、朴实的语言，尽可能准确地去解释一些产科基本概念和基础知识，重点向高龄准妈妈和准爸爸们介绍一些高龄孕妇孕产期可能会"遭遇"到的实际问题；其次介绍一些孕期危险因素及其可能带来的不利情况，以及应该如何去看待和预防，以降低出生缺陷和其他不良妊娠结局的发生率。

我们希望本书能够为你提供鼓励、指导和有用的建议，帮你培养积极的态度，提高二次妊娠的成功率。

最后，我们要告诉你，二次妊娠没有你想象的那么容易，但也不是非常复杂，只要做足准备，提高警惕，保持愉快的心情，就能生下健康二宝。

目录
CONTENTS

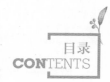

Part 01　二胎时代，生吗

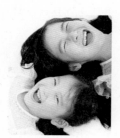

Part 02　二胎，还怀得上吗

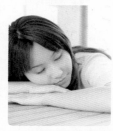

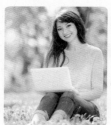

Part03 二胎怎么怀，才能生得好

Part04 孕早期，把胎保住

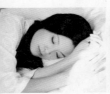
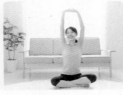
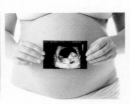

Part05 孕中期，别放松警惕

Part06 孕晚期，好好生下

Part07 产后，妈妈照顾好自己

Part 08 二胎后，重新学习做父母

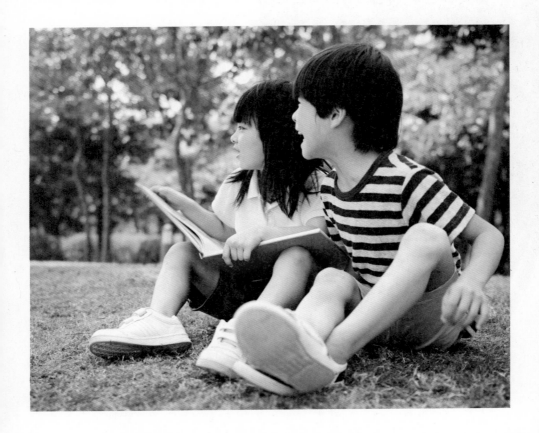

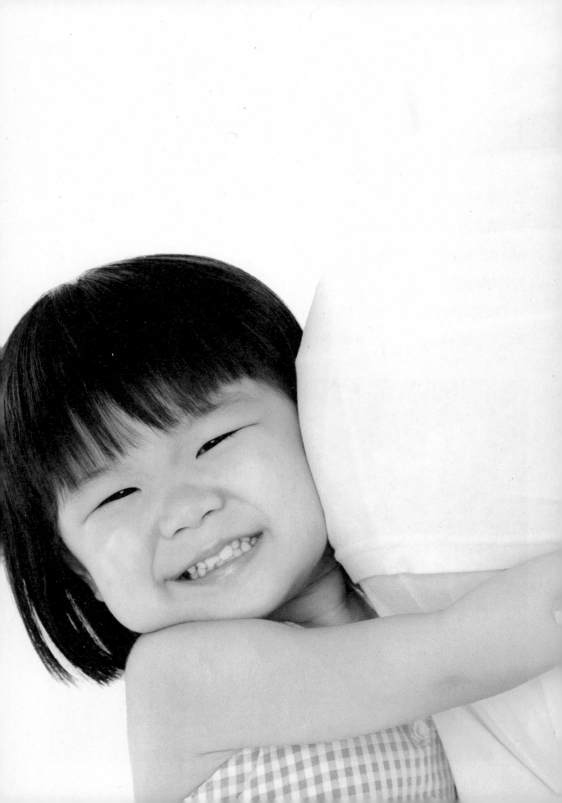

Part 01

二胎时代，生吗

生不生二胎，这是个问题。

满怀对儿女双全的美好憧憬，

又担心大宝感情上无法接受，

想要做个充满爱的全职妈妈，

可也对热爱的事业割舍不下，

就算丈夫体贴愿意帮忙照顾，

如何教育两个孩子也是难题，

二胎时代，

我不仅想生，

更想做个能干的二宝妈妈。

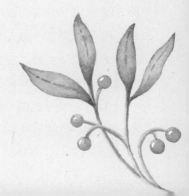

一、手足之情不可替代

曾经在微博上看见有人分享自己的故事，这个故事感动了广大网友。讲故事的是个90后独生女，且已经上了大学，但她父母却突然决定要一个二胎。

这让人很诧异，与其说她无法接受，不如说根本无法理解。她习惯了一家三口的状态，根本无法想象家里突然多出一个人，这个人和她一样，是她父母的亲骨肉，是她的亲手足！这时她母亲告诉她，之所以突然决定要二胎，是希望她能感受到与父母亲情、友情和爱情完全不同的手足之情，他们也担心自己有一天百年终老，她在这世上就再没有一个来自原生家庭的亲人。

十个月后，弟弟出生了。她看着这个小生命，发现自己曾经担心的抗拒感、疏离感以及陌生感都不存在了。她在心里对自己说：这是我弟弟，是我的亲人，我们将在更长的生命里彼此陪伴，分享彼此的幸福，这是多么神奇的事啊！

现在的家庭大多是独生子女，而独生子女是无法体会手足之情的，他们不明白有人和他们分享美食和玩具为什么是一件快乐的事？然而只要问一问拥有兄弟姐妹的人，问他们如果能再出生一次，他们愿不愿意成为独生子女，你会发现，他们几乎都选择不愿意。有人陪伴的快乐，是再多美食和玩具都无法替代的。

"你可以花精力陪着孩子玩，也可以给他经济上的富足，但是，你永远没办法取代一个小伙伴给他带来的快乐。"对于孩子来说，这世上最好的礼物就是"手足"。他们可以一起学习、一起玩耍、一起成长。兄弟姐妹之间的那种陪伴，是父母们无法给予的。当我们都已老去时，他们仍可在彼此的生命中相互扶持！

当然，养两个孩子的辛苦自是不必说的，不仅是要在一个孩子的辛苦上乘以二，还要顾及生老二时老大的心理问题，而你在管理老大学习时又要看老二有没有捣乱。二胎爸爸妈妈都是眼观六路耳听八方的"超人"。

但是，当看到两个孩子亲热地游戏玩耍、快乐地分享着只属于彼此的小秘密时，那种愉悦感也是难以言喻的。

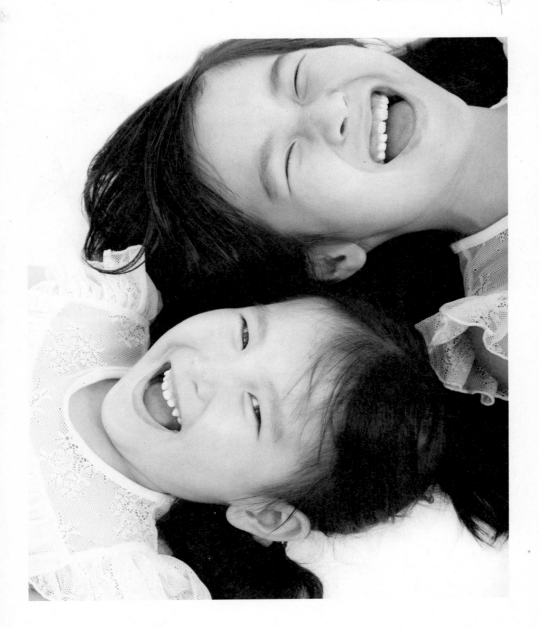

　　所以再去生一个孩子吧。不管是男孩还是女孩，这都不重要，重要的是这世上有那么一个人，从咿呀学语到垂垂老矣，会给大宝一生中最久远的温暖和陪伴！

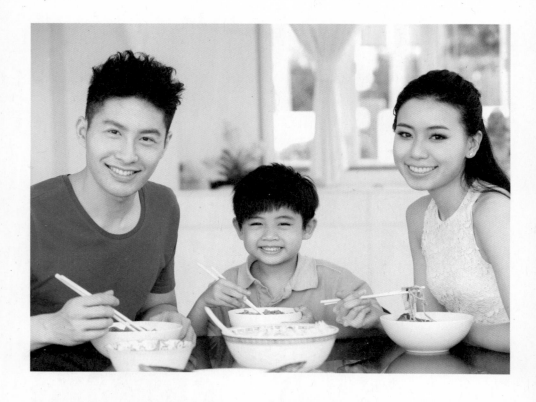

二、生二胎是全家的事

生二胎无论对于父母、老人还是孩子，都将面临一次心灵的考验。因此，在准备迎接第二个孩子时，要做好充分的心理准备。尤其需要注意的是，在面对二胎问题时，父母必须为第一个孩子做好心理建设，应该先征求一下大孩子的意见。

生二胎前做好心理准备

夫妻双方不光要有健康的身体条件，还要有充分的心理准备，因为第二胎带给家庭的不只是天伦之乐，可能还会带来许多问题。如果在心理上没有提前调试好，家庭可能会受到不良影响。

首先，夫妻双方要树立正确的孕育观念，先将事业和家庭的准备工作完成，避免后期出现不良的情绪。其中，女方的心理准备最为重要。生产第二胎，很有可能会导致自己的事业中止或中断一段时间。两个孩子必然会产生更大的抚养压力。职业女性如果打算为生育二胎而回家做全职太太，那么生活、社交圈子必然会放弃一部分，对于角色的转换，女性一定要提前做好准备。男方也须做好充分的准备。女方在生育过程中，家中的经济重担可能就要让男方承担更多。

此外，生二胎是一件关系到每一个家庭成员的事，决定前最好能进行充分沟通。应该确定家中老人能否接受这项决定，并且根据实际情况，商定好是否由老人带孩子。如果没有事先沟通好，那么当第二胎出生后，后期的抚养过程可能会出现问题。

生二胎并不单纯是夫妻两个人的事，而是关系到家庭中的每一个人的大事。如果家庭成员中有一方持反对意见，就应该慎重考虑，应该在达成共识后，再考虑是否要生。否则可能会造成家庭成员之间的情感破裂，产生家庭矛盾。

要和"老大"做好沟通

在是否怀二胎的众多考量里，让许多想生二胎的夫妻最为难的是"老大"的心情。有不少关于这方面的新闻报道：某家庭大宝表示如果爸爸妈妈生二胎就离家出走，或者如果要生二胎必须和大宝签署"专宠"协议，等等。专家建议，打算生二胎的夫妻，需要为"老大"的心理健康做好准备，否则很容易造成"老大"有失落感，进而形成烦躁、易怒的性格。

有不少孩子因为家里新增弟妹之后，出现了不同程度的烦躁、易怒和焦虑的情绪。而生二胎家庭的长子（女）之所以容易出现心理问题，原因在于二胎出生之后，家长会把精力过多地投入到第二个孩子身上，忽视了对长子（女）的关心，让长子（女）有种被抛弃的感觉。于是，长子（女）就会将"父母不再爱自己"的责任推到弟妹身上，觉得是弟妹抢走了父母，对弟妹和父母都怀有怨言。

对于长子（女）来说，在没有弟弟或妹妹到来之前，全家人的重心都放在了自己身上，可以说是集万千宠爱于一身。而当有了弟弟或妹妹后，家长自然会把精力分散到第二个孩子身上。此时，父母对子女采取合理的教育方式极为关键，如果处

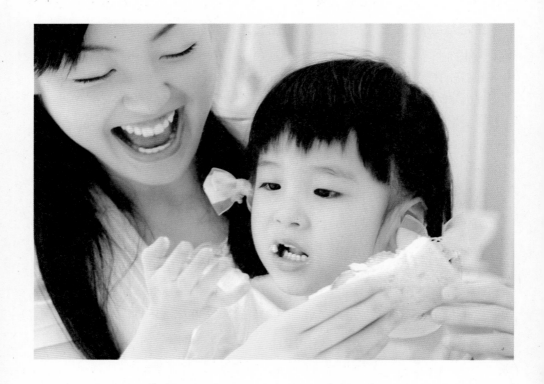

理不妥当，很容易导致两个孩子间产生嫉妒。

因此，准备要二胎的夫妇，决策时要把大孩子作为一个重要因素来考虑，让孩子参与决策，了解孩子的接受程度，怀孕前就要注意征得认同，疏通情绪。盲目要二胎不仅会对老大造成伤害，会导致心理扭曲，还会影响家庭关系。

父母需要提前跟孩子沟通，你要做哥哥了/你要做姐姐了，让大孩子觉得做哥哥或姐姐是一件非常光荣、有责任感的事情，让大孩子能够参与到对二胎满怀期待的队伍当中。

三、爸爸要参与育儿

在中国，受"男主外，女主内"传统观念的影响，很多人都认为带孩子是女人的天职，爸爸只管赚钱就可以了，甚至有的妈妈自己也这么觉得。如果你是一个有这种想法的妈妈，就怨不得你有一个操心受累的命啦！

其实，让爸爸参与到育儿过程中来，不仅能让自己不那么累，而且还有很多你意想不到的好处哦。

让爸爸参与到孕期及生产中来

其实，老婆怀孕的消息，对于男人来说，有种彩票中奖的感觉。他们的第一反应大多是不敢相信，孩子真是我的吗？然后就开始产生对自己男性能力的自豪感。

所以，老婆怀孕，大多数男人都是又惊喜又忐忑的。如果在这个时候，爸爸参与到妈妈的孕期护理和对大宝的养育中来，肯定是件事半功倍的事情。

此时，妈妈们需要和爸爸们一起来了解孕期的必备知识：妊娠呕吐、水肿、饮食注意事项、胎儿的发展阶段、产检等。如果有可能，妈妈开始生产的时候，也一定要建议爸爸全程陪伴。

这么做的好处在于，让爸爸在妈妈怀孕初期就开始感同身受地体验怀孕和生产的过程，而在这些体验中，会自然地和孩子初步联络情感。

妈妈坐月子，要让爸爸忙起来

妈妈坐月子的时候，要让爸爸忙起来，此阶段是爸爸和孩子联络情感的第二个重要时期。

千万不要觉得家里带娃的人多，爸爸的参与只会添乱。如果把爸爸排除在外，渐渐地，爸爸就会真的认为，有没有他带娃都无所谓了。

相反，妈妈一定要懂得给爸爸分配工作，比如，孩子开始哼哼着左右找吃的，就可以由爸爸把宝宝抱到妈妈身边；如果是混合喂养，那么给宝宝喂奶的任务还可以由爸爸部分承担；爸爸下班回家后，给宝宝换个尿布、喂个水什么的，也都可以胜任。帮助爸爸找寻带娃的成就感，并从每天的育儿琐事中和孩子联络情感。当然，这个过程少不了妈妈的鼓励和表扬哦。

让爸爸成为带大宝的主力

其实，让爸爸参与到妈妈孕期和生产的各个阶段，还有一个好处，那就是让爸爸知道疼惜妈妈，并愿意花更多的时间去陪伴大宝。这个时候，妈妈一定要懂得放手，不要担心爸爸和孩子的感情会超过母子感情。

因为二宝出生后，必然会占据妈妈很多陪伴大宝的时间，如果一直以来，妈妈和大宝建立的依恋关系远远高于其他人，那么减少对大宝的陪伴时间很有可能会伤害到大宝的安全感，从而导致各种不接纳二宝的问题。而如果在怀二宝的这段时间里，妈妈能够鼓励爸爸充分投入，协助爸爸和大宝建立起更加优质的情感关系，那么即使妈妈需要花更多时间陪伴小宝，大宝也不会觉得失去太多，他甚至会觉得小宝是妈妈带给他的礼物，因为小宝的出生，爸爸才愿意花更多的时间陪伴他。

另外，在爸爸参与育儿的过程中，妈妈一定要掌握好以下这三点：

● 给孩子爸足够的面子，以及足够的鼓励和支持

妈妈们在育儿过程中，可以在孩子面前有意无意地这样说："我觉得爸爸这样做更好，比妈妈想的办法还好呢。"或者说："哎呀，妈妈其实有点笨，爸爸肯定会有答案的。"这是一种巧妙的偷懒。在孩子面前，妈妈要给爸爸足够的面子，甚至要去帮着爸爸来完成很多对他来说其实也非常具有挑战性的事情。因为一个小生命对他来说，也真的不知道该怎么做才好。你多夸一夸，给爸爸更多的育儿成就感，你会发现爸爸带孩子玩得更带劲儿。

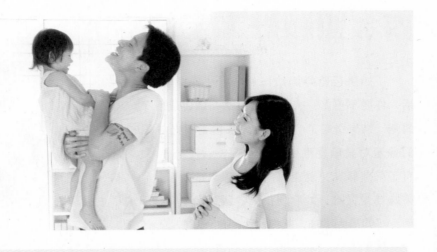

在爸爸参与的过程中，妈妈要多配合

爸爸参与育儿，妈妈一定要多配合，让爸爸在孩子心中建立起权威性。

比如，孩子2岁前后，爸爸该给孩子立规矩了，爸爸跟孩子说了，我们今天先干什么，再干什么；或者我们今天选择是干这个，还是干那个。那妈妈就一定要坚定爸爸立的这个规则。如果有异议，可以私下里俩人再讨论。不能因为妈妈宠爱孩子，或者因为你的个人理由，去剥夺爸爸和孩子一起互动、做某个事情的意愿。

育儿遇分歧，要避免争吵、私下沟通

当爸爸和妈妈遇到一些问题，遇到一些分歧的时候，不要当着孩子的面争吵，可以等孩子睡了，或者夫妻二人外出的时候，再沟通和交流。如果都不能说服对方，可以找一找有没有相关的专家，去咨询一下，去问一问，到底哪个方法是好的。

这些巧用爸爸的技巧，不只适用于想生二宝的家庭，其实对于所有有孩子的家庭都适用。

四、照顾好大宝的心情

"如果爸爸妈妈给你生一个小弟弟、小妹妹的话，你要不要？"央视曾经对这一话题进行了一项调查，结果引起了广泛关注。在接受调查中，孩子们普遍对父母要再生一个宝宝表示反感："如果有了弟弟妹妹，爸爸妈妈就没那么疼我了！""弟弟妹妹爱哭闹，太麻烦，会吵我！"更有孩子说了狠话："如果生下来，就把他给扔进河里！"

孩子还小，对父母有很强的依赖感，这种依赖感可能导致他们无法忍受父母的爱被共享，这时嫉妒的心理就会产生。想要二胎的父母，一起来看看如何正确处理好这个问题吧！

培养大宝的荣誉感

在生二宝前，可以告诉大宝，生一个弟弟或妹妹有哪些好处。比如，作为哥哥或姐姐，是可以"行使"一定权利的，可以有崇拜他的人了，可以协助父母照管弟弟或妹妹，大宝可以当老师了，可以获得当大哥/大姐的荣誉感与责任感，等等，从而使大宝确立优势地位。总之，这些言语的感染力很强，不仅能让大宝像憧憬上学读书般，去向往父母能给他们新增添一个可爱的同伴，还能勾起他作为哥哥/姐姐的保护欲。以后长大了，当他需要别人帮助时，弟弟/妹妹就是他最亲密的人，遇到事情也可以有个亲密的同辈人一起出主意、想办法，共同分担复杂和艰难的事情。

让大宝感受到父母的爱不会变

孩子最怕被父母忽略，想要让大宝爱上二宝，就要给予大宝更多的爱。当孩子意识到另一个孩子要出生时，会有父母的爱被夺走的焦虑。比如，他可能暗自担心父母和他玩的时间会越来越少，可能不再那么爱他，甚至认为新宝宝会睡在他的小床上。做父母的应该给第一个孩子更多的拥抱和微笑，告诉孩子弟弟/妹妹也会非常爱他。

用手足之情感染大宝

不妨多和大宝讲兄弟姐妹间的故事，让他期待自己有弟弟/妹妹的生活。如讲一下别人家的弟弟/妹妹如何一起玩，有了弟弟或者妹妹你就有人陪了等。这些小故事中不经意透露出来的手足之情，能让大宝认识到兄弟姐妹之间的爱和欢乐，期待自己也有弟弟或妹妹。

让大宝参与迎接新宝宝的准备

对于大一点的孩子，可以把一些不重要的事情交给他决定，比如让大宝帮弟弟或妹妹取个乳名，买什么颜色的奶瓶等，这是种很尊重大宝的方式，而大宝也会因为为弟弟/妹妹付出得越多，对弟弟/妹妹就越期待。

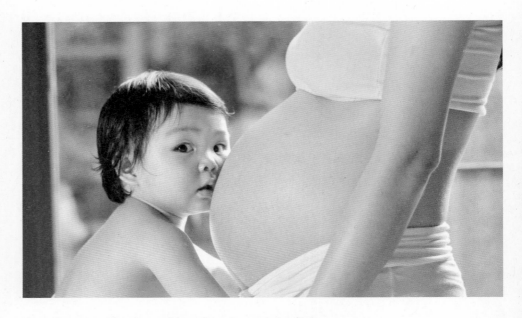

五、让大宝参与胎教

在怀第二胎的时候，有时候充满母性地教育大宝也会对二宝间接地进行了"胎教"。这种"胎教"充满了母亲的慈祥与温馨。通过怀孕，也能使大宝学会友爱和对弟弟/妹妹的关心，让孩子真正接受老二的到来。

和大宝分享怀孕经历

不妨告诉大宝，二宝住在妈妈的肚子里，他需要我们的关爱。吃东西的时候，要求大宝给肚子里的二宝也吃一些。整理大宝的衣物时，也可以对大宝说："这件衣服太小了，留着给二宝穿。"这些能让大宝对肚中二宝的关爱渐渐内化成他自己的感情。

同时，怀二胎期间妈妈身体出现的任何变化都要和大宝分享，去孕检时，可以带上大宝，让大宝亲自感受妈妈怀孕的过程。胎儿有胎动时，不妨让大宝俯在妈妈

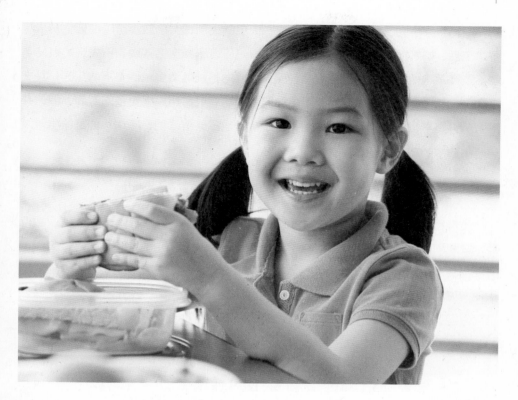

的肚子上，让大宝观察妈妈的肚子变化，去感受一下新生命的力量，这是很好的生命和爱的教育。

坚定地告诉大宝你对他的爱一定不会变

　　妈妈怀第二胎这段时间是第一个孩子最后的独生子女时光，所以他会担心宝宝生出来后妈妈就不爱他了，因此妈妈们要经常性表达自己对大宝的爱。当然，孩子的情绪不稳定容易反复，不是一次把他哄开心就万事大吉的，当出现同样的情况，孩子还是会闹情绪，因此，妈妈要有足够的耐心。尤其是大宝淘气的时候，妈妈即使再生气也要注意语气、措辞，可以边批评边察看他的表情，如果他认识到错误就应该抱抱他。当然只让他感觉到父母的爱还不够，妈妈一定要力所能及地陪孩子聊天、讲故事，不能突然放手交给老人或保姆，让孩子滋生"妈妈有了二宝就不管我、不陪我"的嫉妒心理，产生巨大的心理落差。

妈妈将来生完二宝后没时间陪大宝，大宝的失落感会倍增。所以在大宝初步认可二宝后，妈妈要趁热打铁，正确引导。妈妈可以选择实话实说。首先是妈妈怀孕了不能经常抱他，更不能走得太远，而且慢慢地不能继续接送他上下幼儿园；其次宝宝出生后因为太小，需要妈妈更多的照顾，这就要占用妈妈更多的时间，但这并不表示妈妈不爱他，爸爸妈妈即使又有了孩子也不会不爱他，不在乎他！这将对以后两个孩子的和睦相处非常有帮助。

在孕期有意识地培养大宝的责任感、独立性

虽然都是自己的孩子，但妈妈们心里都很清楚，一个孩子大，一个还嗷嗷待哺，时间和精力很难平均分配，对第一个孩子的照顾和关心，会不由自主地变少。所以与其产后让大宝一夜长大，不如在孕期就有意识地培养大宝的责任感、独立性和独一无二的荣耀。比如可以让大宝做些力所能及的家务活，告诉他"弟弟/妹妹好崇拜你呢，都会帮妈妈干活了，以后你教他好不好？"或"大宝你好棒，弟弟/妹妹竖着耳朵在里边听着呢，他肯定在下决心向你学习，以后怎么教他就看你的了！"

让大宝参与各项迎接新宝宝的准备

在日常生活中，如果谈话涉及胎儿，最好使用大宝为胎儿起的乳名，强化大宝当哥哥/姐姐的意识。为新生儿准备物品时，可以问问大宝，有没有穿过的衣物或者他穿着太小的衣服，能让给未来的弟弟/妹妹穿的？若大宝舍不得，不妨让他保留着。当然，爸爸妈妈还可以动员大宝分享出一些自己喜欢的玩具、零食、书本等。不过如果大宝不愿意也不要责怪他，避免大宝认为自己喜欢的东西被"抢"走，也防止混淆宝宝刚建立的物主权。

让大宝加入胎教过程，培养和弟弟/妹妹的感情基础

妈妈可以先将肚子里的宝宝胎教安排好，比如上午英语、下午古文、晚上先听着音乐散步，回家再抚摸着肚子讲故事。如果妈妈白天既要辅导大宝作业，又要洗衣做饭，太累了怎么办呢？可以这样告诉大宝："妈妈把爱全部都给你了，没有力气给弟弟/妹妹讲故事了。你可不可以把妈妈白天陪你读的英语书、语文书、

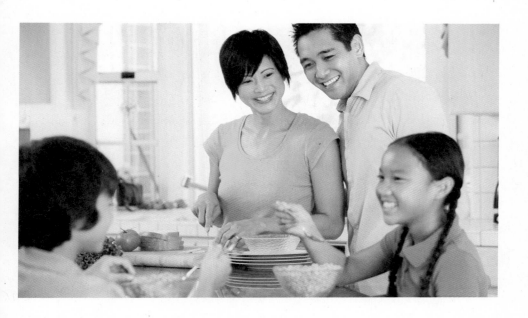

故事书讲给弟弟/妹妹？你看啊，我把爱都给你，你再把自己当哥哥/姐姐的那一百分的爱传递给弟弟/妹妹好不好？这样你们每个人都得到一百分的爱啊！多棒是不是？还有你唱歌时的歌词、弹琴时的琴声，你的弟弟/妹妹都能听到。"相信由此一来，大宝就能慢慢适应家有二宝的生活。

了解二宝的生长发育，培养大宝一颗感恩之心

妈妈可以订阅或购买一些孕期、育儿、早教方面的书刊、DVD，或下载一些相关的应用软件，如《怀孕管家》《快乐孕期》等。每晚在睡前，选一个最安静的时刻，给大宝展示胎儿是如何发育的，如何生长的，让他感觉弟弟/妹妹在妈妈的肚子里茁壮成长，就像重温自己未知的胎儿期、婴儿期。相信不仅会增进两个人的手足之情，还会让大宝爱上弟弟/妹妹，更懂事、更体贴地理解妈妈生养自己的不易。

怀二胎总的来说还是比怀第一胎容易，并且这种经历对于妈妈来说也是非常珍贵的，有了第一次的经验后，怀二胎就成了一种温馨与浪漫的体验，这既使妈妈感到内心平和安定，也会使第一个孩子学会友爱与感恩。

六、生二胎必须知道的五件事

　　继被催找男女朋友、催结婚、催生娃之后，又多了一"大催"：催生二宝。有些夫妻，面对七大姑八大姨催生二胎，从坚决不生到犹豫不决；有些夫妻，则直接爽快表示自己本身就有生二胎意愿。不管你是不是马上要二胎，但在生二胎之前，有些事儿不妨先了解。

孕前检查必不可少

　　准备怀孕的时候，可以做一下孕前检查，看看是否适合怀第二胎，检查一下是否有不适宜怀孕的疾病。备孕的时候，要谨记三点：

第一： 在生病（感冒、发热、头晕等）时，自己不要滥用药，在服用药物前一定要确认自己是否怀孕了，如果确定怀孕了需要咨询医生能否吃药；**第二：** 要注意作息有规律；**第三：** 适当补充叶酸。

　　另外，在二胎怀孕期间还需要考虑以下的问题：

第一： 如果第一胎是剖宫产的，要注意与第一胎的时间间隔，考虑子宫破裂的风险，原则上剖宫产2年后才宜怀第二胎；

第二： 在第一胎怀孕的时候，是否有一些特殊的情况，比如妊娠期糖尿病、早产、先兆流产、妊娠高血压等，如果在第一胎时有这些问题，那么怀第二胎就需要更加慎重。

表1-1 二胎备孕妈妈孕前3个月常规检查

检查项目	检查内容	检查目的	检查方法
身高体重	测出具体数值，评判体重是否达标	如果体重超标，最好先减肥调整体重，使其控制在正常范围内	用秤、标尺来测量
血压	血压的正常数值： 高压：小于140毫米汞柱 （1毫米汞柱≈0.133千帕） 低压：小于90毫米汞柱	若孕前及早发现血压异常，及早治疗，有助于安全度过孕期	用血压计测量
血常规、血型	白细胞、红细胞、血沉、血红蛋白、血小板、ABO血型、Rh血型等	是否患有地中海贫血、感染等，也可预测是否会发生血型不合等	采指血、静脉血检查
尿常规	尿糖、红细胞、白细胞、尿蛋白等	有助于肾脏疾患的早期诊断，有肾脏疾病的需要治愈后再怀孕	尿液检查
生殖系统	通过白带常规筛查滴虫、真菌感染、尿道炎症以及淋病、梅毒等性传播疾病，有无子宫肌瘤、卵巢囊肿、宫颈上皮内病变等	是否有妇科疾病，如患有性传播疾病、卵巢囊肿、子宫肌瘤、宫颈上皮内病变，要做好孕前咨询、必要的治疗和生育指导	通过阴道分泌物、宫颈涂片及B超检查
肝肾功能	包含肝肾功能、乙肝病毒，血糖、血脂等项目	肝肾疾病患者怀孕后可能会出现病情加重、早产等情况	静脉抽血
口腔检查	是否有龋齿、未发育完全的智齿及其他口腔疾病	怀孕期间，原有的口腔隐患容易恶化，严重的还会影响到胎宝宝的健康。因此，口腔问题要在孕前就解决	口腔检查
甲状腺功能	促甲状腺激素TSH、游离甲状腺素FT4、甲状腺过氧化酶抗体TPOAb	孕期可使甲状腺疾病加重，也会增加甲状腺疾病发生风险。而未控制的甲状腺疾病会影响后代神经和智力发育	静脉抽血

表1-2 二胎备孕妈妈孕前特殊项目检查

检查项目	检查目的
乙肝病毒抗原抗体检测	乙肝病毒可以通过胎盘引起宫内感染或者通过产道引起感染，可能会导致胎宝宝出生后成为乙肝病毒携带者，做此项检测可让备孕妈妈提早知道自己是否携带乙肝病毒
糖尿病检测	备孕妈妈怀孕后会加重胰岛的负担，可能会出现严重并发症，因此备孕妈妈要做空腹血糖检测，有糖尿病高危因素者要进行葡萄糖耐量试验
遗传疾病检测	为避免下一代有遗传疾病，备孕夫妻有一方有遗传病史的要进行相关检测
性病检测	艾滋病、梅毒等性病具有传染性，会严重影响胎宝宝的健康，做此项检测可让备孕妈妈及早发现自己是否患有性病
ABO、Rh血型检查	了解备孕夫妻双方血型，尤其是当备孕妈妈为Rh阴性血、备孕爸爸为Rh阳性血时，孕期要监测胎儿溶血问题
脱畸（TORCH）检查	检查备孕妈妈是否感染弓形虫、风疹病毒、巨细胞病毒、单纯疱疹病毒等，备孕妈妈一旦感染这些病毒，怀孕后可能会引发流产、死胎、胎儿畸形、先天智力低下、神经性耳聋等
染色体检查	有不良孕产史，或家族有遗传性染色体疾病，或双方有染色体异常者可进行基因检测分析

顺产二胎间隔一年以上较好

建议顺产生育两胎的间隔时间最好是一胎产后1年以上，妊娠间隔短于18个月或大于5年是发生早产的高危因素。

二胎年龄越年轻越好

女性生二胎的年龄越年轻越好，最好在30岁以前，因为35岁以后生育能力会下降，胎儿发育异常的概率会增高，妊娠期并发症发生的概率增高。

剖宫产后一年怀孕会有子宫破裂危险

剖宫产后1年就怀孕，会有子宫破裂的危险，剖宫产后原则上建议2年后再怀下一胎。但并不等于说剖宫产2年后怀孕就不会有危险，只是子宫破裂的概率相对低一些。至于剖宫产后1年怀孕能否生下这个宝宝，并没有强制说一定不能生，只是间隔时间只有1年，子宫破裂的风险会相对较高。

宝宝是否健康与第几胎没有必然联系

宝宝出生是否顺产，是否健康，与宝宝是第一胎还是第二胎没有必然的联系，最主要的影响因素还是孕妇的年龄问题。在生第二胎的时候，很多孕妇年龄相对大了，自然流产的概率会增大，妊娠期并发症发生的概率也会增大。

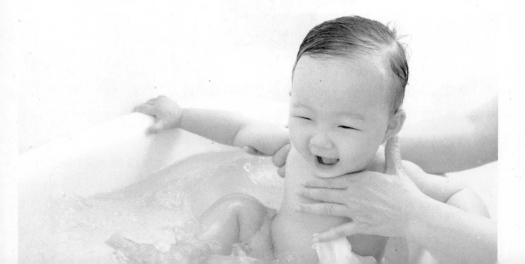

七、二胎的职场选择更困难

作为现代职场女性，生第一胎可能还只是在"生"与"升"之间做出选择，而如果生二孩就是在"继续工作"和"全职妈妈"之间做选择了，这个抉择更难！

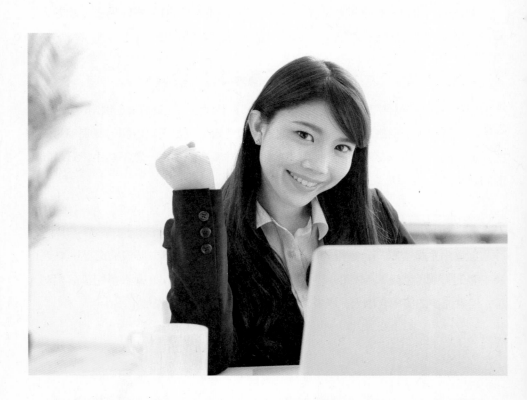

常女士今年35岁，是一家公司的人力资源部负责人，育有一个六岁的女儿，平时在单位工作很忙，回到家还得照顾女儿的生活起居和学习。政策放开后，家里老人建议常女士再生一个孩子，并愿意帮他们夫妇照顾。

但常女士很有顾虑："即使长辈愿意帮忙分担，但孩子成长过程中的许多环节，爷爷奶奶、外公外婆还是无法替代的，必须由父母全力顶上。尤其孩子刚出生的时候，虽然自己在单位上班，但心里肯定总记挂着孩子。"

是不是一个好妈妈，与全职与否无关

很多妈妈的全职，是出于不得已，心中不可能没有埋怨，于是把全部希望都寄托在孩子身上，生活的焦点只有孩子，孩子的吃喝拉撒、喜怒哀乐，都是大事，孩子如果学习上不领先，妈妈就会质疑：是不是学习还不够用功？孩子为什么这么不听话？或者：我全职付出这么多，值得吗？然后不断给孩子加码。

所以，陪伴孩子更重要的是质量、是方法、是榜样，而不仅仅是时间的长短。

全职妈妈，请留一份爱意给自己

无论是男性还是女性，都要面对如何平衡工作和家庭这样的问题。女性愿意给孩子提供更好的成长环境，给孩子更多的陪伴，是一种出于爱意的付出，但是无论怎样，请一定留一份爱意给自己。

一位全职在家6年的妈妈曾这样说描述自己的生活：变得热爱做家务了，职场妈妈一星期只做一次卫生，我做两到三次，给家人创造干净整洁舒适的环境。买菜做饭，一日三餐，花心思合理搭配饮食营养，保证家人的健康。除去美容美发，不喜逛街、交际、应酬，剩下的时间，就是偶尔淘宝、看电影和看书了。女儿在家的时间，我每天晚上和周末，就全部用来陪伴她。

全职妈妈让我有时间去看教育方面的书籍，自己也用心去实践书中的理念，越来越享受和女儿的亲子关系。有时候感觉不是我在陪伴她成长，而是她在陪伴我又成长了一次，她像一面镜子一样折射出了我身上的很多不足，从而反省纠正，慢慢地变成她更喜欢的妈妈。

并且还总结出"家与职场其实是一个道理。待得久，不仅是靠资格、靠能力，更靠一份深情。我既然选择了相夫教子这条路，总得安安心心昂首走下去。等到四十岁，若是没老到惨不忍睹，有老公，有孩子，父母健在，人生没有大变故，几个徐娘半老的美人一起喝下午茶，那做人真是太成功了！哈哈！"

上面这位妈妈就属于把日子过好了的妈妈，这份面对生活"安安心心昂首挺胸走下去"的姿态，足以让她把自己和家人的生活打理得井井有条，让自己和家人都沐浴在感恩与爱中。有这样一位妈妈做后盾，孩子又会差到哪里去呢？

当然，并不是所有的全职妈妈都能如此气定神闲地把日子过好。最可能遭遇的尴尬便是精神上的脱节和物质上的依赖。

在日本和韩国，全职太太所占的比例很高。但她们同样拥有很高的社会认可度。"家庭也是一种事业，照顾好家庭同样是在为国家做贡献"这样的理念是深入人心的。丈夫的薪资也基本都是交给太太打理，有些日本公司甚至会直接把钱打到这些太太的账户里。这种经济上的丰裕让全职太太们可以无后顾之忧地投入到家庭当中。

反观我们，部分全职妈妈不仅要面对自己失去事业的心理上的落差，还要承受一定的社会压力。很容易成为以丈夫和孩子为全部生活重心的女人。她们全身心地付出，丝毫不考虑自己，并且开启了全面省钱模式，放弃生活品质的要求和对生活情趣的追求，导致自己的家庭地位和生活质量受到影响。

当一位女性在家中的地位不高，她自身的幸福感自然也就会跟着下降，日子自然也就跟着灰暗起来。也会给孩子传递出一种信息：

女性是卑微的，女性不应该被尊重，孩子们内心也会开始同情甚至嫌弃自己的

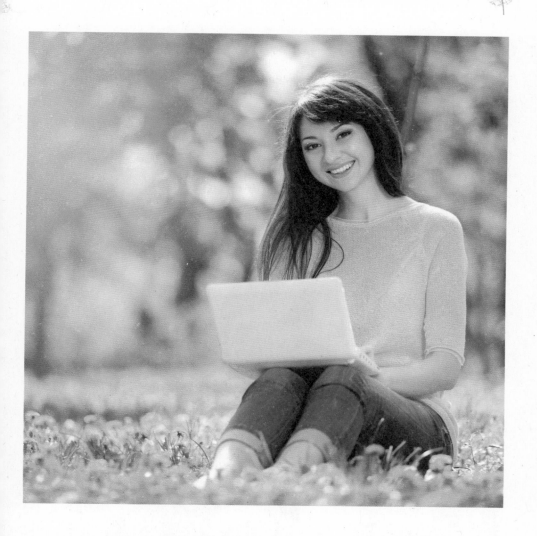

母亲，并渐渐向父亲或者有权力的男性亲属靠近。而如果家中是个女孩子，所产生的影响可能会更严重，她会认为女性的付出是理所当然的，当她将来的另一半让她承担更多责任甚至轻视她的时候，她甚至可能毫无察觉。

有句话说得好，自己过得像王后，自然会吸引国王，如果过得像女仆，就别怪人家把你当保姆看待。你爱你的孩子，必须先学会爱你自己。你可以放弃工作，但是并不意味着放弃了生活，放弃了宠爱自己的权利。作为全职妈妈，你的状态应该是"享受"，而不是"忍受"。

职场母亲，拼吧冲吧不是罪

职场妈妈要面临更多的是自己内心的煎熬，因为每次想到孩子不舍的眼神，内心就会开始愧疚。

但是请相信，提供给孩子物质上的照顾，只是作为一个母亲最基本的条件，更

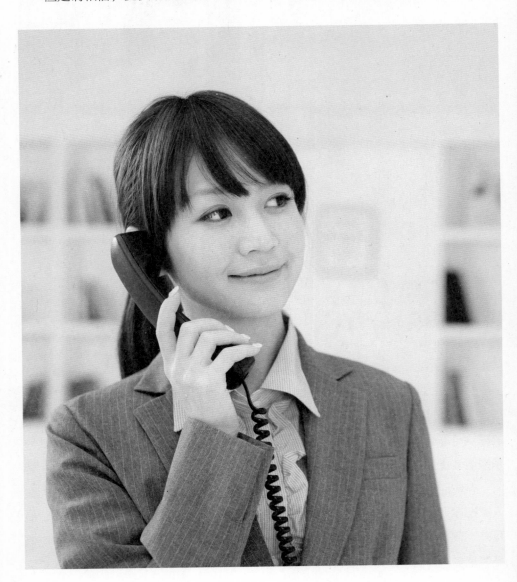

重要的是精神上的陪伴和呵护。从这个层面上说，一个拥有自己事业和自己专长的女性，能给孩子更加长远的指引。

说得更坦白一点，对于孩子而言，他需要的陪伴不仅是穿衣吃饭，他还需要看到父亲母亲是如何对待工作、如何对待生活的。这种工作、生活态度会传递给孩子，成为他精神气质的一部分，并且影响他的人生。

居里夫人本人获得了诺贝尔奖，她的女儿和女婿也都获得了诺贝尔奖。她把淡泊名利和热爱科学的品质传递给了孩子。

比尔·盖茨的母亲玛丽·盖茨是金县联合劝募协会的首名女性总裁，还是全国联合劝募协会执行理事会的首名女性主席，并与IBM的首席执行官约翰埃克斯共事。她把自己的长远眼光和创业素养传递给了孩子。

曾经担任过印度总理的英迪拉·甘地夫人的母亲也是一位有声望的政治活动家，并在不断的斗争中把勇敢和坚定的信仰传递给了孩子。

并非每个职场女性都能获得巨大的成功，但如果一位母亲有自己的追求，并为之不断努力，那么孩子总有一天会了解，原来我的母亲如此坚强，她的生活如此充实。我的母亲热爱工作，热爱生活，她经历过许许多多精彩过瘾的事情，她总是能从外面带回来许许多多生动有趣的故事。她能够在我遇到困难的时候帮我分析利害，施以援手。她那样去做人，那样去处世，真的是优雅智慧。

孩子需要一位温柔耐心的母亲，也需要一位有实力有思想的伙伴。所以女性如果真的非常热爱自己的事业，也完全可以不需要自责地去拼去冲，用心热爱生活，经营事业，本身就是一位母亲能给孩子提供的最好营养。

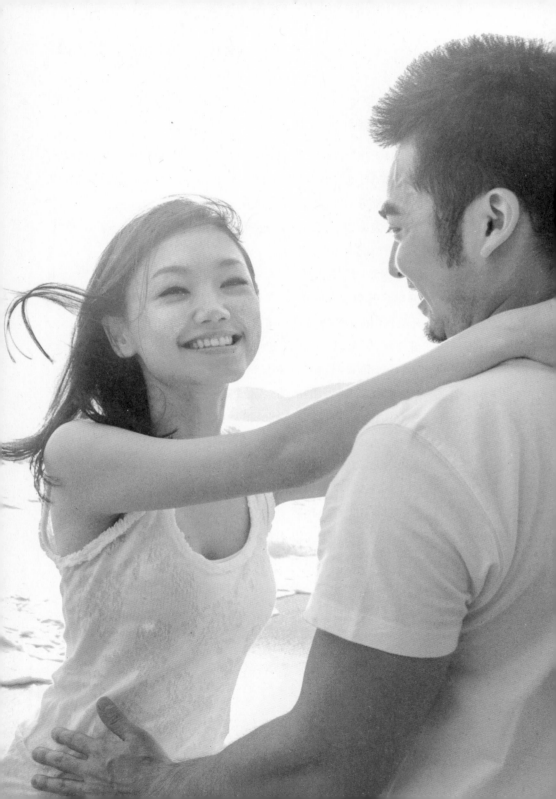

Part 02

二胎，
还怀得上吗

已经下定决心要二胎了，
为什么却迟迟无法怀上？
一胎轻而易举，
二胎为什么这么难？
难道生育年龄真的已经过了吗？
不，也许不是年龄的问题，
不管头胎还是二胎，
只要身体"零件"出了问题，
怀孕都不那么简单，
但也只要把"零件"修好，
怀孕也能轻轻松松，
二胎怀不上？
来对身体做个自查吧！

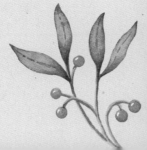

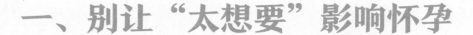

一、别让"太想要"影响怀孕

36岁的林顺英，已有一个8岁的女儿，一直以来，夫妻俩都想给女儿添个弟弟或妹妹，然而政策不允许，等到单独二孩政策终于出台了，夫妻俩高兴之余，却发现怎么也怀不上了，这让期盼多年的林女士备受打击！

焦急心理影响受孕

焦急的心理会让女性体内激素水平分泌异常，导致身体机能发生不正常的变化，反而不利于正常受孕。医生表示，如果你处在焦虑、抑郁的情况下，不仅难以受孕，最好还要暂时避孕。因为这样的情绪不仅会影响卵子的质量，也会在受孕后因情绪的刺激而影响孕妈妈激素的分泌，使胎儿出现不安、躁动，影响到他（她）的生长发育。

在生理高潮时受孕

人的身体里存在着体力、情绪及智力三方面的周期性变化，这种周期性变化就是人体的生理节律。处于生理节律高潮期时，人的精力充沛、情绪稳定、心情愉快，这时受孕生出的孩子身体健康，智力较好；处于低潮期时，身体易疲倦、注意力难以集中，有可能生育出体质弱、智力有问题的孩子，怀二胎最好避开低潮期。

精神紧张，备孕也困难

有一些女性朋友备孕很长时间了，还是没有怀孕，于是就怀疑自己得了不孕症，十分紧张。盼子心切，加上家人施压，于是焦虑紧张，病急乱投医。听说某地名医有祖传秘方，就慕名登门求医；听说远方有某名医治疗不孕症有高深造诣，千里寻医在所不惜，东碰西撞，十分紧张。但是他们沉迷于这些民间的秘方，却缺乏医院的系统检查。要知道精神越是长期紧张，形成心理障碍，就越是难以怀孕。

消极的心理只能增加疾病的程度，而积极的心理才是有益于驱除疾病的。大量的临床资料证明，精神过度紧张、心理发生障碍，往往会导致内分泌功能紊乱、排卵障碍，形成越想怀孕越难以怀孕的局面。

过度紧张弄巧成拙

还有不少夫妻把怀孕变成任务，精确计算"排卵时间"，亲密接触的日子对他们来说不是享受，反而成为压力……所有这些不良情绪，其实反而会增加怀孕的困难。

想要顺利怀上宝宝，就要学会放松，学会享受性生活，不要因为要怀孕而特别紧张，性生活要规律，不要刻意选在排卵日这天同房。

不少健康夫妻之所以怀不上宝宝，很大程度是因为只选择在排卵期一天同房，这样做功利性太强，不仅没有规律的性生活，也不会有一个放松的心情，会大大降低你的受孕机会。

二、子宫内膜适中，迎接好"孕"

也许，很多人只知道，月经就是出血，至于这个血是从哪里来，为什么会出血，就完全不知道了。月经所排出来的血，其实就是子宫内膜的一个周期变化。

我们知道，月经是由下丘脑、垂体和卵巢三者所产生的生殖激素来相互作用的。正常情况下，成熟女性体内的雌激素和孕激素的水平是保持在一个水平的，女性在排卵前后，体内的雌激素与孕激素水平均处于高水平阶段。当女性进入月经期的时候，血液中雌二醇和黄体酮水平很低，导致黄体退化，进而雌激素和孕激素水平降低。宫内膜失去这两种激素的支持而剥落、出血，这就是"大姨妈"了。

子宫内膜多厚才算正常

每次月经，其实都是子宫内膜在发生变化。那么，是不是每一次月经之后子宫内膜都会变薄呢？其实不然。子宫内膜其实是由基底层和功能层组成的，基底层不受月经周期中卵巢激素变化的影响，在月经期不发生脱落；而功能层则受卵巢激素的影响呈现周期性的变化，月经期就会出现坏死脱落现象。

所以，每个月正常子宫内膜厚度都是处于不断变化中的。在月经期的时候，由于子宫内膜功能层脱落保留基底层，一般厚度比较小，约5毫米。在月经第6~14天，内膜厚度低至1~3毫米，而在月经第15~28天，子宫内膜又会恢复到5~7毫米的厚度。

 "内膜"太薄或太厚，都会影响受孕

虽然子宫内膜的厚度在女性月经周期的不同时间会有一定的变化，但当女性子宫内膜厚度低至一定程度的时候，也是会影响女性怀孕的。就像一块土地，如果表面覆盖的泥土不断减少，肯定是无法顺利养活植物的。**目前，内分泌失调、流产刮宫以及子宫内膜病变，是造成子宫内膜太薄的三个主要原因。**

而子宫内膜如果"厚"得异常，也会导致女性不孕。子宫内膜是受体内激素水平影响的，当它过厚时一定是因为激素水平发生了变化，这不仅仅会影响到月经，也有可能会影响正常的排卵，而且不利于受精卵的着床，导致习惯性流产或者不孕。

目前，越来越多的女性被诊断为子宫内膜异位症，而由此引起的不孕症已经占到了女性不孕人群的一半以上。这又是什么原因呢？

原来，子宫内膜如果出现异位的话，会导致女性盆腔粘连，给输卵管的运行造成障碍，导致受精卵不能被成功地送进子宫腔内进行局部种植，发生异位妊娠。而子宫内膜发炎，则会让受精卵无法顺利在子宫内孕育，从而引起不孕症。

因此，了解子宫的周期变化，让女性更好地善待自己的子宫，才能保证孕力。

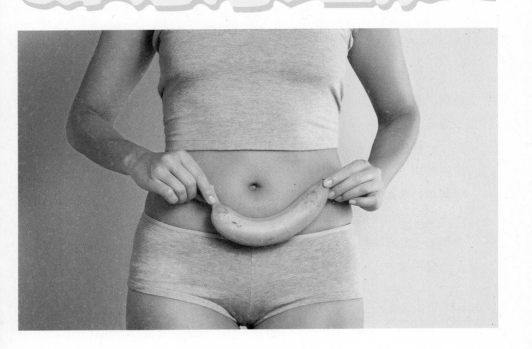

三、好"孕"小心妇科炎症

几乎所有的女性都会或多或少地受到妇科炎症的困扰。虽然妇科炎症并不是什么大病，只要通过及时的治疗，一般不会对身体产生影响。但是如果妇科炎症没有得到及时的治疗，或者治疗不彻底，对备孕女性来说是非常致命的，有可能引起不孕。所以备孕前先要及时把妇科炎症赶走，才能带来好"孕"气。

说起来，程程一直怀不上二胎纯属她自己不注意。因为工作的缘故，程程经常出差。在出差时，大大咧咧的她，在洗澡时爱用小宾馆里的毛巾，也不注意毛巾是否干净。不久，程程发现自己患了宫颈炎，检查的结果是衣原体感染造成的。医生叮嘱她一定要认真对待这个病，可程程却不以为然，症状稍微减轻就没再用药。没想到，她的宫颈炎长期不愈，最后竟引起了输卵管炎。

支原体、衣原体感染会造成炎症。最容易受衣原体侵犯的部位是子宫颈，可能引发局部炎症，一旦向上蔓延，还可引起子宫内膜炎、输卵管炎，导致分泌物增多，宫颈黏液、阴道黏液发生改变，给精子的生存和运动都会带来一定的障碍。

有报道称，在17例因盆腔感染合并输卵管不通而致的不孕中，11例被检出衣原体感染。可见衣原体感染是引起女性不孕的元凶之一。

另外，衣原体、支原体感染还会造成精子畸形，导致精子发育、运动受到障碍，精子形态也将发生变化，从而影响精子的运动，造成了精子的活力不强。

很多妇科疾病不容易受到重视，是因为症状不是特别明显。比如很多女性觉得腰不舒服，就认为是自己腰椎不好、久坐等原因造成的，其实她们也应该去查查妇科，看是否有隐形炎症，如宫颈炎、盆腔炎等。

妇科炎症的发生，会令女性的某个生殖器官或是整个生殖系统处于炎性环境中，这会极大地降低精子和卵子的存活率和活动力，继而加大女性怀孕的难度。对于孕妇，一旦发生宫内感染、产道感染等，影响到胎儿，就有可能会造成流产、早产、先天发育畸形、智力低下等严重后果。如果怀孕期间才进行治疗，由于用药可能对胎儿有影响，医生会对用药有所限制，较难达到理想的治疗效果。

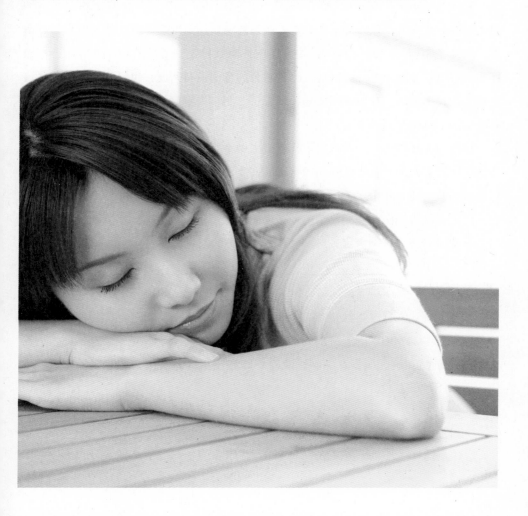

四、输卵管堵塞——怀孕杀手

　　家住福州鼓楼区湖东路的林晓敏是位7岁孩子的妈。由于和丈夫都是独生子女，可以享受二孩的指标，所以早在5年前夫妻俩就开始备孕二胎了。可转眼几年过去了，身边享受全面二孩政策的朋友都怀孕了，林晓敏却迟迟没有消息。

　　为什么怀第一个孩子很顺利，再想怀二胎却怀不上了呢？林晓敏感到非常纳闷，她的头胎宝宝是意外怀上的，本来认为怀孕是件简单的事情，从来没有想过备孕二胎花了5年这么漫长的时间。这5年中林晓敏只是到医院进行卵泡检测，积极怀孕，可总是没有消息，她觉得自己和老公的身体没有问题，也没往心里去。可这全面二孩政策落地，身边的朋友陆续怀上了二胎，夫妻俩的年龄都到了而立之年，林晓敏的心里也开始着急了。

　　在一次朋友聚会中，闺蜜暗示林晓敏去做个全面的身体检查，说不定是因为身体出了问题呢。为此林晓敏还和闺蜜翻脸，表示自己和丈夫的身体不会有问题，而且医院检查卵泡也是正常的。可冷静下来后，林晓敏还是偷偷拉上丈夫到医院检查，这才发现她两侧的输卵管都出现了轻微的堵塞。在进行了一系列的检查和治疗后，林晓敏最终才怀上宝宝。

　　很多人都认为自己月经正常，也有正常的排卵，丈夫的精子活力也正常，怀孕只是迟早的事情，但实际上并非如此。排卵只能代表卵巢功能正常，与输卵管通否无关，这是两回事。很多女性到医院检查卵泡正常，就常常会忽略了输卵管的健康，导致不孕的发生。

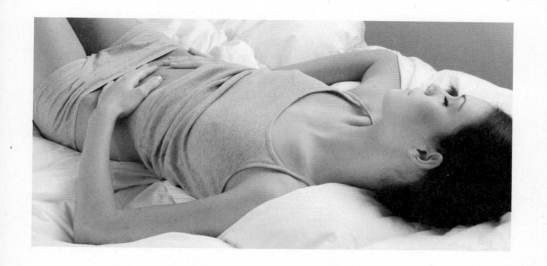

输卵管出了问题，需积极主动治疗

实际上，输卵管堵塞在日常生活中也是有迹可循的。**最常见的就是痛经。**这是因为盆腔充血会导致瘀血性痛经，多半在月经前1周开始即有腹痛，越临近经期越重，直到月经来了就好多了。**其次，很有可能是例假频繁，月经量大。**输卵管与卵巢相邻，当炎症波及卵巢，对卵巢功能造成损害时就会出现月经异常。**第三，小腹不适。**多为隐性不适感，腰背部及骶部酸痛、发胀，有下坠感。除此之外，**输卵管阻塞带来的其他症状还有很多，如白带增多、行夫妻性生活时疼痛、胃肠道障碍、乏力、精神神经症状及情绪抑郁等。**

如果女性在日常生活中遇到以上几种情况，最好及时前往医院就诊，以免耽误病情。

一般来说，要检查输卵管是否出现问题，医生会建议做选择性输卵管造影，以准确了解输卵管情况、评估输卵管功能，并指导受孕。

输卵管纤细娇嫩，不孕多半祸源于此

输卵管是女性生殖系统的重要组成部分，它具有拾取卵子，输送精子、卵子、受精卵，提供精子贮存、获能、顶体反应和受精场所等生理功能。输卵管只有6～15厘米长，但却是最易出问题的部位。妇科炎症、手术感染、子宫内膜异位、先天性输卵管发育不良等因素都有可能引发输卵管堵塞、粘连等情况，最终导致不孕的发生。据临床统计，因输卵管原因导致女性不孕的占40%，而且还有逐渐上升的趋势。

以前能生 ≠ 现在能生，怀孕是独立的过程

实际上，对于已经30多岁的妈妈来说，怀二胎也不是一件容易的事儿。每一次的受孕都是一个独立的过程，与第几次怀孕没有必然的联系。而且受孕是一个复杂的生理过程，它需要卵巢、子宫、内分泌都正常以及输卵管通畅等。每一个环节都很重要，任何环节出了问题，都将导致不孕的发生。

一般来说，如果没有采取避孕措施，一年还没成功怀孕，就应当查找原因，及时补救。如果一些不孕夫妇在检查时发现输卵管不通、排卵障碍、男方精子活性低等问题，就要尽早接受"助孕"治疗。而选择"助孕"治疗时生育者的年龄很关键。因为随着年龄增长，生殖系统功能会逐渐退化，特别是卵巢功能下降得明显。所以，如果条件允许，育龄夫妻一定要抓紧时间尽早生育。

🐾 小链接

什么是输卵管造影术？

A：输卵管造影是用来检查女性输卵管通畅与否的一种检测方法，通过导管，向宫腔及输卵管注入造影剂，附以数字X光机，可以从荧光屏和照片上一目了然地看到子宫腔的形态和位置，输卵管的形态、堵塞部位和程度，是目前诊断输卵管通畅性最准确的方法。

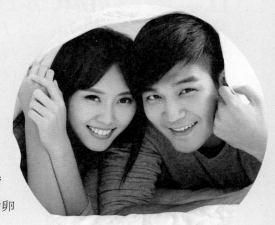

什么情况下需要做造影检查？

A：

⁂ 不孕：输卵管造影能用来了解不孕的原因。它不但能了解子宫及输卵管有无先天性畸形或病理情况存在，还能了解输卵管是否通畅，从而找到不孕原因。

⁂ 子宫异常出血：造影能了解子宫黏膜及宫腔情况，判断不正常出血原因。

⁂ 输卵管再通：输卵管结扎后想再通时，必须先了解子宫和输卵管情况，以判断是否能做手术。

⁂ 肿瘤：观察子宫肌瘤、附件肿瘤及其他盆腔脏器对子宫和输卵管的影响。

⁂ 畸形诊断：如双角子宫、纵隔子宫等子宫畸形。

⁂ 异物诊断：金属宫内节育器异位。

⁂ 粘连诊断：宫腔粘连、宫颈粘连等。

输卵管造影什么时候做最好？

A：做输卵管造影最好的时间是在月经干净之后的第3～7天内。因为这时候女性子宫内膜环境最适合接受造影检查，检查结果也最准确。过早检查容易出现感染，过晚又可能引起误诊。

五、多囊卵巢综合征，能怀上吗

胡雪今年36岁，有了一个儿子，7岁了。胡雪和丈夫都非常喜欢孩子，此前也特别想再生个孩子，但是由于老公的工作关系，不能违反政策而丢了饭碗，因此一直只是空想。

如今政策放开，他们立刻开始准备，老公停止抽烟喝酒，胡雪也开始运动锻炼，积极检查身体。可昨天，她到医院一检查，竟然查出多囊卵巢综合征，为此胡雪吃惊不已。

医生告诉胡雪，从目前的情况来看，想怀孕并不太乐观，但也并非没有可能。她需要积极调养，配合治疗。

TIPS

多囊卵巢综合征（英文缩写是PCOS）是女性（尤其是生育年龄女性）常见的一种内分泌以及代谢异常所导致的疾病。

很多女性在生第一个孩子的时候不一定会出现多囊卵巢综合征，但随着年龄增加，工作、生活压力加大，生活节奏加快等，往往会导致身体长期处于一个急性或慢性的应激状态，这就会导致内分泌失调，卵巢功能紊乱，患上多囊卵巢综合征。这也是部分女性无法顺利怀上二胎的原因。

患上多囊卵巢综合征的表现主要有四点：闭经、体毛过多、肥胖、不孕。如果二胎妈妈发现自己出现了这些症状，就要尽早去医院进行诊断，以免耽误怀孕。

多囊卵巢综合征患者为何很难怀孕呢？我们首先要清楚一点的是，多囊卵巢综合征为什么得名？如果女性体内内分泌发生异常，如雄激素水平过高、孕激素水平过低或者没有孕激素，这样的环境中，卵泡无法顺利排出卵子，就会形成数量过多的卵泡，从而呈现多囊状态，因此叫多囊卵巢。一旦卵巢不能正常排卵，没有卵子，要想怀孕就很困难了。

那是不是得了多囊卵巢综合征之后就没办法了？还有机会怀孕吗？答案是肯定的。

对于多囊卵巢综合征的病人，只要阻断内分泌异常的"恶性循环链"，恢复正常的月经和排卵，是完全可以怀孕的。那么，如何治疗多囊卵巢综合征呢？

首先，对于肥胖的女性来说，控制体重是关键的一步。然后，通过药物降低雄激素，调节月经周期，就能促排卵。对于有胰岛素抵抗导致高胰岛素血症的女性，还可以通过改善胰岛素的敏感性，来提高排卵效果。对于合并输卵管病变的，还可以做试管婴儿。

对于已经生育过的女性，是不是就可以不处理这个病了呢？由于多囊卵巢综合征表现出排卵障碍，容易导致子宫内膜无法按期脱落，过度增生从而可能引发子宫内膜增生和子宫内膜癌等病变，所以在治疗原则上应该尽早干预。治疗干预也很简单，只要定期加用孕激素，缓解子宫内膜的过度增生，就能达到预防病变的目的。

总之，多囊卵巢综合征不是什么大病，随着人们对它的认识逐渐加深，会更好地掌控它。

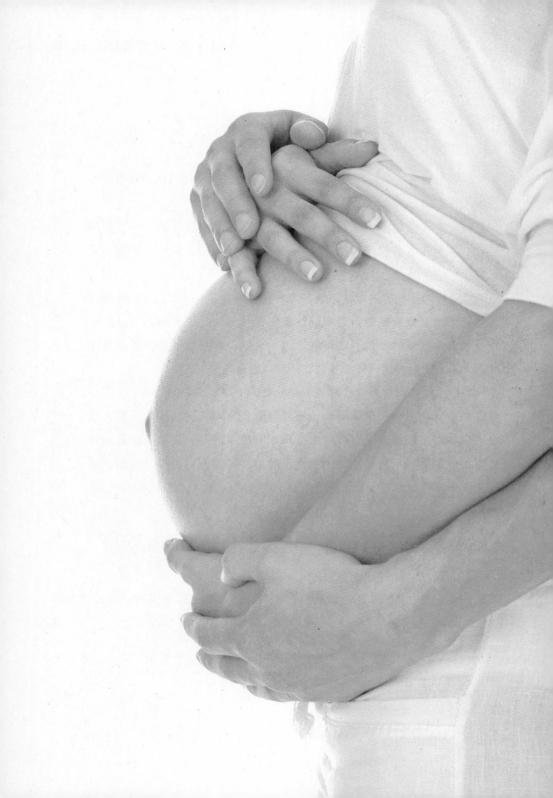

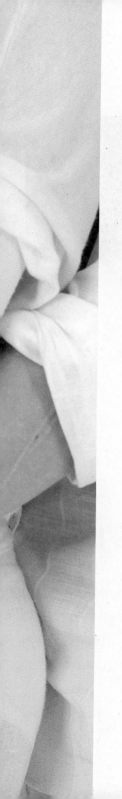

Part 03

二胎怎么怀，
才能生得好

大宝的到来是个惊喜，

怀二胎可以做更多准备，

想让二胎怀得好，

吃的，喝的，生活方式，

都有讲究！

怀孕是怎么一回事？

把激素和受孕的秘密都摸清了，

轻松地怀孕，

优质地怀孕！

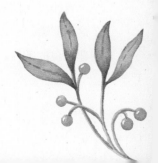

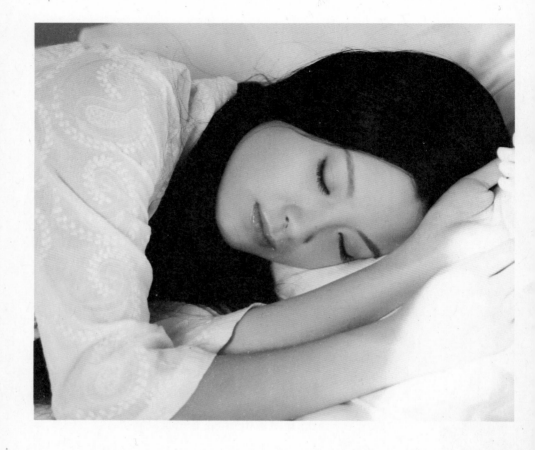

一、激素——卵泡良好发育的秘密

　　每个备孕妈妈都期望自己在备孕期可以拥有合格的卵泡，可以顺利地怀孕，但是卵泡的发育过程受到多种因素的共同影响。如何更好地保障卵泡排出健康的卵子，有赖于女性体内各种激素的协同合作，环环相扣，缺一不可。只有充分地了解了这些激素的知识，才能清楚激素间的关系，掌握激素起伏变化的规律，为新生命创建优良的条件。

雌激素——女性最重要的性激素

我们都知道女性从进入青春期开始，卵巢便会分泌雌激素，促进阴道、子宫、输卵管和卵巢本身的发育，同时促进子宫内膜增厚，产生月经。雌激素就像是女性体内最强大的调配官，促使着皮下脂肪富集，使体态丰满，乳腺增生，乳头、乳晕颜色变深，产生性欲。正是由于雌激素的分泌，使青春期的女性皮肤细腻、头发亮丽、乳房丰腴，开始渐渐地体现出优美的身体曲线，才有了"女大十八变"的说法。

雌激素的功能那么多，最主要的还是控制月经这个周而复始的过程。月经周期从卵巢中的一个或几个卵泡发育开始，随着卵泡的长大，女性体内的雌激素也慢慢增加。此时子宫也开始为怀孕做准备，子宫内膜开始增厚。当卵泡发育到一定大小时，就会排出卵子，而排出卵子的卵泡变成黄体，会分泌出两种激素——雌激素和孕激素，雌激素就继续维持着增生的子宫内膜。黄体的寿命是相对稳定的，从形成、发育到萎缩大概是14天。萎缩之后，这两种激素就减少了，子宫内膜失去了雌激素的支持就脱落形成月经。内膜脱落了几天后，卵巢中又开始有新的卵子发育，月经停止，子宫内膜开始修复，于是个一新的周期又开始了。

雌激素是女性维持青春和第二性征所必不可少的激素，对女性来说是一种非常重要的激素，但其分泌会随着年龄的增长不断减少，而且雌激素只能在人体内自己生成，无法通过食物进行补充。如果女性体内的雌激素过少，会带来一些身体上和精神上的不适。

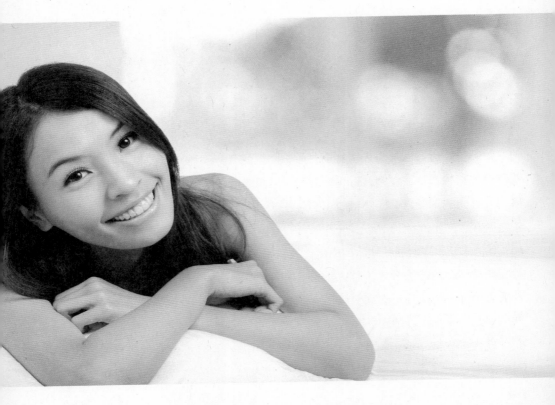

* **身体方面：** 身体疲惫、皮肤干燥瘙痒、皱纹增加、乳房下垂、发色枯黄、面部潮热、胸闷气短、心跳加快、消化系统功能失调、腹泻或便秘等。

* **精神方面：** 失眠健忘、烦躁不安、情绪不稳，即便是平时很温顺的女性也无法控制自己的怒火，经常莫名其妙地发脾气，敏感多疑，会有不时地忧伤。

雌激素对女性的身心健康都具有很大的作用，那是不是说明雌激素越多越好呢？如果雌激素超过一定量，也会带来一些问题，例如，造成乳腺增生、乳腺癌，子宫内膜增生、子宫癌、卵巢癌等。

所以，不管是备孕女性还是其他女性，都不能擅做主张服用激素类药物。外源雌激素基本上都是化学合成物或人工提取而成，盲目服用会使卵巢失去正常功能，对外源激素产生依赖，还可能会对卵巢、子宫等女性特有的器官造成伤害，甚至导致卵巢囊肿、子宫内膜癌等女性疾病。如果需要补充雌激素，必须在医生的指导下进行。

雌激素有利于怀孕

为什么25～29岁对于育龄女性来说是最佳的怀孕年龄段？因为雌激素水平在这段时期处于高峰阶段。一旦超过了30岁，雌激素分泌开始减少，卵巢功能就不会再继续上升了。而过了35岁，雌激素分泌的持续减少会使卵子质量下降，各种妇科病接踵而来，要想怀上孩子就不那么容易了，为了怀孕进行的各种治疗也会让人精神疲惫。

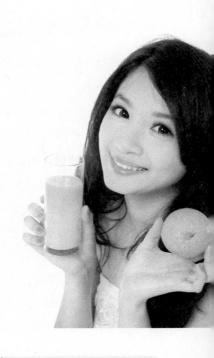

这就像一辆有着优良性能的新车跑起长途，总是轻而易举的。但再过几年之后，可能车子本身就有了这样那样的小毛病了，再要跑长途，就显得费力了。所以，如果有二胎的计划，就不要错过这个最佳怀孕的黄金时间段，怀孕宜早不宜迟。

一般情况下，女性体内的雌激素水平的大致波动范围为24～528皮克/毫升，低点出现在月经期，高点则出现在排卵前50小时之内。如果备孕女性能达到这样的波动频率，则证明体内的雌激素水平起伏有序。这种波动频率起着对其他激素的调控作用，低水平时，能让卵泡刺激素和黄体生成素释放出来，卵泡刺激素可以促使卵巢中的卵泡发育；而高水平时，又能带动卵泡刺激素和黄体生成素迅速升高，从而使卵泡破裂排出卵子，生成黄体。

备孕中的妈妈经常会关注自身卵泡的发育情况，测试排卵期，再抓住这个好时机争取受孕。如果发现卵泡发育过慢，或中途萎缩不成熟，此时可以利用雌激素这把杠杆来解决问题，只需要稍稍提高雌激素水平就可以了。

但要十分注意的是，如果需要补充雌激素，必须在医生的指导下进行。

🐾 不用药物也可调节雌激素

既然雌激素过多和过少都会对女性的身体健康产生影响，那么有没有什么方法可以得到折中、适合的雌激素水平呢？

● 调节雌激素的宝物——豆浆

本身，女性体内是没有一个器官可以调节雌激素水平的，但是我们可以通过一种食品——豆浆来帮助调整。豆浆中含有大豆异黄激素，也就是植物雌激素。由于大豆异黄激素的结构与人体雌激素十分相似，所以可以双向地调节人体的雌激素。当女性的雌激素水平过高时，它可以降低体内的雌激素浓度；而当体内的雌激素水平过低时，它又会补充雌激素水平，使女性体内的雌激素维持在一个正常的水平。

● 减肥药会干扰雌激素分泌

很多女性会为了追求身材会服用减肥药。殊不知，减肥药之所以能够使体重迅速下降，其中一部分原因很可能是含有某种激素，而这种激素会干扰雌激素的正常分泌。而且一些影响胃肠功能的药物，也会使女性的免疫力降低，各方面功能水平下降，影响雌激素的分泌，导致激素失调。因此女性，尤其是备孕中的妈妈，如果为了追求一时的苗条，滥用减肥药，使自己的健康受到损害，那真是得不偿失了。

● 其他调节雌激素水平的方法——运动

除了喝豆浆之外，备孕妈妈们还可以通过运动来调节雌激素水平。运动可以促进女性雌激素更好地分泌，经常运动的女性比起几乎不运动的女性，雌激素分泌水平更高，皮肤问题更少，头发更有光泽，月经也更规律。一项科研结果也证实，运动确实能调节并改善雌激素的分泌水平。

顺利怀孕不可缺少孕激素

前面我们说到了黄体会分泌出两种激素——雌激素和孕激素，这两种激素协同配合，共同支持和保障着女性生理周期的有序循环。如果说雌激素是维持女性生理功能的调配官，那么孕激素就是负责女性生理周期的指挥官。

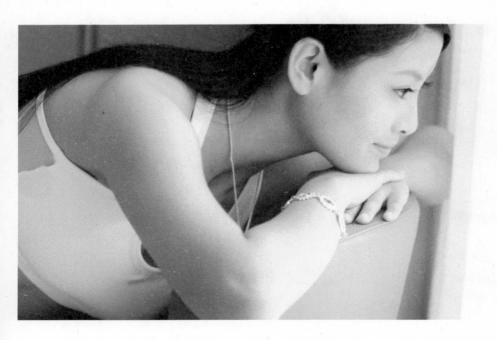

　　孕激素出现在月经的后半期，使子宫内膜继续增厚，此时子宫内膜的厚度可以达到10毫米以上。孕激素在这个时期的作用是使间质中的基础物质失去黏稠性，血管通透性增加，营养物质和代谢产物能够在细胞和血管之间交流互通，内膜就可以获得充分营养，为受精卵着床和发育做好准备，这个过程的子宫内膜称为分泌期内膜。而当受精卵着床之后，孕激素又会降低子宫对宫缩素的敏感性，抑制子宫肌肉的自发性收缩，有利于受精卵在子宫内腔生长发育。

　　在排卵前，不断增加的雌激素使子宫不断增厚内膜和促使卵泡发育；而排卵之后，就出现了孕激素，使增生期子宫内膜转化为分泌期内膜，为受精卵着床做好准备。这就像是一套新房子，雌激素的身份就是提供一间毛坯房，而孕激素就是对毛坯房进行装修的施工队。如果当月没有受精卵"入住"，孕激素就会撤退，并带动雌激素一起下降，于是子宫内膜失去了激素的支持而萎缩脱落，形成了女性月经。

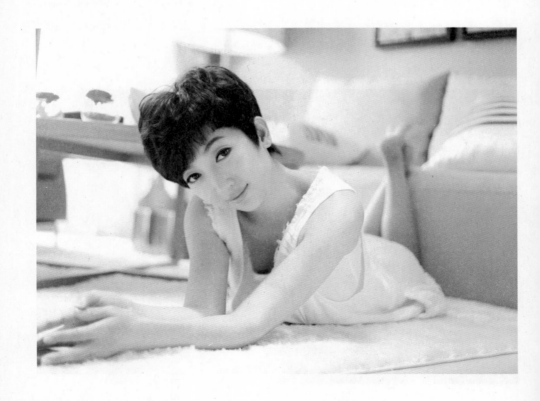

孕激素指挥官的作用如此重要。怀孕前，由于孕激素的拮抗作用，避免了雌激素对子宫内膜长期刺激而出现的过度增生；由于孕激素的撤退，形成了女性有规律的月经；由于孕激素的作用，使子宫内膜出现分泌期的变化，为受精卵着床建立适宜的环境。怀孕后，孕激素又起了更加重要的作用，不仅能封闭通道，防止细菌侵害胚胎，缺少它更会有流产或胎停育的危险。

孕激素能兴奋下丘脑体温调节中枢，有升高体温的作用，可使基础体温在排卵后升高0.3 ~ 0.5℃，这种基础体温的改变可作为排卵的重要指标。但由于黄体具有不确定性，寿命只有14天，每个月才出现一次，有时还有可能不出现。而且每个月形成的黄体组织是不一样的，就算这个月的黄体功能很强，也并不意味着下一个月的黄体功就会一样。所以每个月测得的排卵期体温变化也不一定相同，有时差别会很大。

这里有一些孕激素的数据，通过这些数据，备孕妈妈们可以进一步了解体内激素分泌的秘密。

* 黄体期血清孕激素水平低于3纳克/毫升，说明没有排卵，也就不会怀孕，内分泌属于异常。

* 血清孕激素水平低于10纳克/毫升，黄体不足，内分泌不良。

* 在测到hCG（人绒毛膜促性腺激素）时，孕激素水平低于5纳克/毫升，则胚胎异常，应鉴别是否宫外孕。

* 在测到hCG时，孕激素水平低于10纳克/毫升，应立即采取保胎措施。

* 在测到hCG时，孕激素水平高于20纳克/毫升，则排除宫外孕。

* 在孕7周以内，孕激素波动在18~32纳克/毫升之间都属正常。

调节内分泌，让卵泡自然发育

备孕妈妈们体内的性激素分工合作，所以调节好内分泌，让卵泡自然地发育，自然地排卵，才是我们追求的最佳状态。

● 避孕药

避孕药一般指口服避孕药，它的避孕原理是通过抑制排卵，改变子宫颈黏液，使精子不易穿透；或使子宫腺体减少肝糖的制造，让囊胚不易存活；或是改变子宫和输卵管的活动方式，阻碍受精卵的运送。避孕药属于激素类药品，它的原理是通过扰乱正常的激素变化规律以达到避孕的目的。偶尔，它还可以作为调理激素分泌的药物。但如果长期服用避孕药，则可能导致"排卵停止综合征""过剩抑制症"或"闭经溢乳综合征"。

所以不管服用避孕药是为了避孕，还是为了调整内分泌，都要遵从医生的指导，否则可能"弄巧成拙"，反而导致内分泌紊乱。

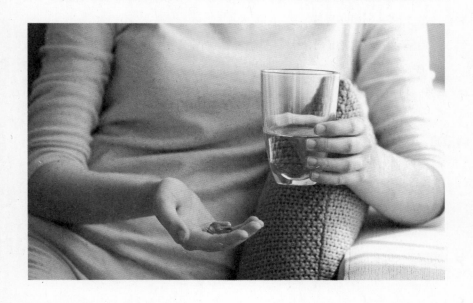

● 激素紊乱的日常调理

在排卵不正常时，用药物调理是能够诱导排卵的。但是在内分泌不正常的情况下，即使用药物协助排卵，还是可能出现各种问题。因为服用药物促排卵的备孕妈妈，体内往往没有足够的雌激素，子宫内膜壁较薄，这时即使服用药物成功排卵，还是会出现黄体功能不足的问题，可能使受精卵着床困难，最终流产。

所以，在日常生活中调整好内分泌，让卵泡自然发育和卵子自然排出，才是王道。为此，备孕妈妈应该这样做：

● 调整饮食，养成良好的饮食习惯，多吃新鲜的水果蔬菜和高蛋白的食物，多喝水，及时补充身体所需的水分。

● 多参加各种体育锻炼，增强体质，但要避免过度劳累；保持精神愉快，以免不良情绪影响内分泌系统。

● 有科学的生活规律，不经常熬夜，保证充足的睡眠，以免破坏正常的生理规律，造成激素分泌失衡甚至不足。

激素是女性保持健康、美丽的最亲密的好朋友，更是备孕妈妈不可或缺的重要的好帮手。备孕妈妈们只有主动出击，调节好内分泌，做好随时迎接宝宝来临的准备，才不会把怀孕的希望寄托在无尽的等待上。

二、好"孕"不可忽视的黄体酮

　　备孕妈妈们应该要知道，黄体对于怀孕是必不可少的。前面已经提到，如果要顺利怀孕，必须有排卵，而排卵后的卵泡则会转化为黄体。所以黄体和怀孕二者之间存在着必然的联系。黄体不足会导致黄体期出血、受精卵着床障碍、不孕、习惯性流产等问题。正常黄体功能的维持，有赖于内分泌系统功能的完善。不仅黄体期，卵泡期出现异常也会导致黄体功能障碍。

黄体功能不全

　　在妊娠的头3个月，黄体功能尤为重要。这个阶段黄体会分泌高水平的激素，使子宫内膜增生、肥厚，为胚胎种植提供有利的环境。黄体功能不足的女性，排卵后4～5天黄体就开始萎缩，月经的后半期也相应缩短。通常，这种月经周期雌激素也相对不足，子宫内膜发育不良，因而受精卵就无法种植。

　　黄体功能不全是指黄体分泌的雌激素、孕激素不足，子宫内膜的分泌性变化不充分。一般认为，黄体功能不全与下列因素有关：

* 卵泡期促卵泡激素分泌不足，卵泡液中促卵泡激素和雌二醇值低。
* 排卵期黄体生成素分泌不充分。
* 黄体期黄体生成素分泌不足或其脉冲式分泌不充分。
* 子宫内膜细胞甾体激素受体异常，对黄体分泌的激素反应性低下，可能出现黄体功能虽然正常，但内膜发育不良的现象。

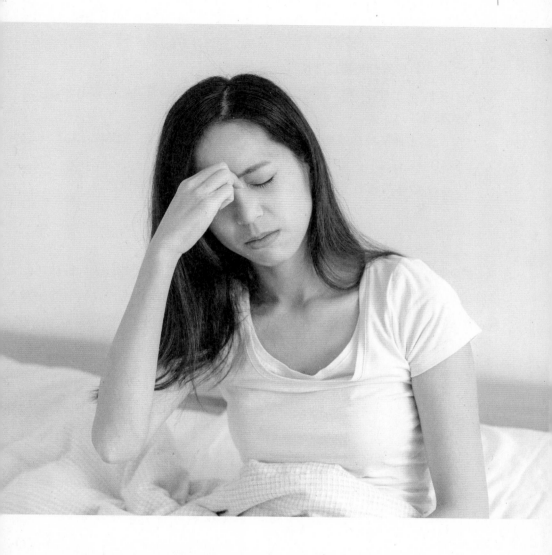

　　黄体功能不全其实有两种表现，即黄体功能不足和黄体萎缩不全。

　　黄体功能不足是指有排卵，但黄体发育不良、过早衰退，分泌孕激素不足，有时不能支持子宫内膜，会引起不规则脱落而出血，通常在月经前几日出现阴道的少量出血。基础体温测定高温期少于12天，或者体温涨幅小于0.5℃。

　　黄体功能不足的临床表现为：

- 黄体酮分泌不足造成月经周期缩短。
- 常于月经前数天就有少量的阴道红色分泌物流出，之后才正式来月经。
- 虽然基础体温是双相，但呈阶梯形上升或下降，黄体期缩短到10～12天。
- 少数患者有不孕症，假若怀孕，患者可能会早期流产。

黄体萎缩不全多由于黄体酮分泌量不足、分泌时间延长引起。因为黄体功能持续过久，黄体不能按期萎缩退化或不完全退化，仍持续分泌"少量"的孕激素，就会使得子宫内膜不能按正常的时间剥落。黄体萎缩不全的临床表现为：

- 月经周期正常，但经期延长，可达9～10天甚至更长，且量不太多。
- 有些会出现排卵期出血（两次月经中间的少量出血）和伴有下腹痛。
- 基础体温双相，但下降缓慢，往往在经期还未降至正常增殖期水平，即经期仍在体温高温期。

如何判断黄体功能好不好

孕激素是由黄体产生的，因此黄体功能可以用孕激素水平的高低来判断。孕激素分泌得多，说明黄体功能好；孕激素分泌得少，则说明黄体功能不足。备孕妈妈如果想知道自己黄体的状态好不好，可以选择在黄体期，即排卵后的7～8天去医院做性激素检查，此时的孕激素水平最高。

如果觉得上医院很麻烦，也可以通过测量基础体温来判断自己的黄体功能。从基础体温曲线的走向也可以看出孕激素的波动水平，如果高温比低温高出0.3℃以上，高温的天数保持12天左右，从低温升到高温时速度很快，在高温区的体温不会上下激烈波动，那么恭喜你，黄体功能很正常。不符合上面条件之一的，则说明黄体功能存在一些问题。

体内黄体不足怎么办

备孕妈妈发现自己的黄体不足，通常都会很着急，那么如何补充黄体？在食品中很难找到一种含有孕激素的。上医院求助医生，医生通常会采取激素疗法来补充黄体。不过，激素疗法只是治标不治本的方法，只能解决这一个卵泡的问题，等到这个卵泡破裂排出卵子，激素疗法的作用也就走到了终点，不会影响下一个卵泡的发育。

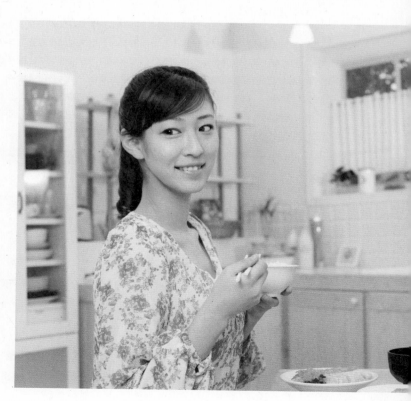

所以，备孕妈妈们想要加强黄体，就要从源头做起：有一个发育良好的卵泡，才会有一个良好的黄体。而想要发育出良好的卵泡，备孕妈妈体内就必须要有良好的雌激素分泌。

三、孕前一定要检查的六项激素

"女人是水做的"，这是《红楼梦》中贾宝玉说的。可其实，从医学角度来讲，女人更应说是激素"做"的。

皮肤的光滑细腻、身材曲线的凹凸有致、骨骼的挺拔柔韧、"月经"的如期而至、如期地怀孕生子等，都由女性激素掌控。

而这些激素一旦出了问题，身体就会乱套，月经不调、不孕不育等疾病就会接踵而至。因此，通常出现这些疾病时，医生会要求患者抽血化验，查一查女性激素。

为什么有时刚查过激素，医生又让查?

激素是细致、敏感的。有时它们也会受到情绪、作息等因素的干扰，临时表现得不正常。所以一次检查有点小问题，不必过分紧张和担心，但需要在合适的时间再复查。其中，最容易发生"冤假错案"的，就数催乳素。很多女性在初次查性激素六项时，发现催乳素比正常值高一点，特别紧张，生怕是多囊卵巢综合征或者会不孕。其实大可不必这么紧张。因为，催乳素受到很多因素的影响，服用药物（如吗丁啉）、日常活动（如体力运动）、精神紧张（如抽血刺激）、低血糖、睡眠、进餐等，都会使催乳素暂时性升高。因此，一般情况下，催乳素轻度升高的女性，医生会要求在规避了上述可能存在的因素后，进行第二次检查。

 评估自己的卵巢是否还有生育二胎的条件

我们知道，卵巢是产生卵子的生殖器官，是卵子的"仓库"。至女性初潮时，卵巢中卵泡的数量将达30万～50万个。每个月都会有一批卵泡发育，其中只有一个优势卵泡可以完全成熟并排出卵子，其余的将自行退化。女性的一生，只有400～500个卵泡发育成熟并排出。也就是说，随着年龄的增长，"库存"少了或"仓库"小了，女性的生育能力就会逐渐下降了，特别是到了35岁以后，生育能力减退的速度更是明显加快，到了40岁以后就呈直线下降了。

如果需要评估卵巢"年龄"的话，一般选择在月经的第2～5天检测。而对于月经稀发或已经闭经3~6个月、B超提示卵泡小于1厘米者，则可直接检测。

对于达到卵巢储备功能减退的女性可以进行"试管婴儿"助孕治疗。当黄体生成素（LH）/卵泡刺激素（FSH）达到2~3时，可能是多囊卵巢，虽然这种情况往往提示卵巢内"库存量"大，但却有另一方面的困扰，即会出现月经稀发，经常无正常排卵，进而导致不孕。对于这类女性，也应该到生殖中心就诊，以全面评估内分泌状态，进行生育指导。"多囊卵巢"的患者中（可能合并其他因素），最终需要"试管婴儿"助孕的占8%~10%。

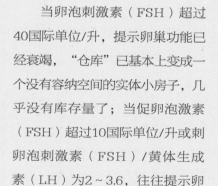

当卵泡刺激素（FSH）超过40国际单位/升，提示卵巢功能已经衰竭，"仓库"已基本上变成一个没有容纳空间的实体小房子，几乎没有库存量了；当促卵泡激素（FSH）超过10国际单位/升或刺卵泡刺激素（FSH）/黄体生成素（LH）为2~3.6，往往提示卵巢储备功能减退；或者这两项正常，而雌激素（E2）超过80皮克/毫升，则提示卵巢已开始进入早期衰退阶段。

出现这几种情况的女性朋友们应该高度重视起来，需要联合其他几项检测指标来共同评估卵巢功能。若已确诊卵巢储备功能减退，一般建议尽早怀孕，不孕者应积极进行相关干预，必要时可进行辅助生育治疗。

四、警惕瘢痕子宫

近期媒体报道了一例又一例因瘢痕子宫再次妊娠造成大出血的产妇，使得剖宫产手术后已怀孕或计划怀孕的女性朋友们心中充满了恐慌。虽然剖宫产术后二次妊娠孕妇出现各种并发症的概率确实高于头胎自然分娩的孕妇，特别是部分二胎孕妇已进入高龄，更增加了发病概率。但实际情况到底怎么样呢？

子宫本身是一个具有弹性伸缩的器官，由于瘢痕的存在，纤维组织会替代正常的肌纤维，使其弹性减退，无法随着胎儿的生长充分地延展，造成子宫壁张力增加，甚至破裂大出血。但尽管如此，并不代表剖宫产术后二次妊娠就如定时炸弹般恐怖，使得人人自危。

首先，并非所有的剖宫产术后都会出现子宫切口愈合不良，瘢痕组织异常增生或萎缩的情况；其次，瘢痕子宫在剖宫产、子宫肌瘤剔除术、子宫畸形矫治术、人工流产等术后均有可能发生，并不仅限于剖宫产。

虽然瘢痕的存在会影响子宫在妊娠期的扩张，但只要胎囊并未着床于瘢痕部位，再次妊娠时间与前次剖宫产的间隔大于2年，且严格进行产前检查，合理地管理饮食及体重，避免巨大胎儿，均可以有效地防止妊娠期子宫破裂。

临床上，导致子宫破裂的元凶往往是子宫瘢痕处妊娠。瘢痕处妊娠，顾名思义就是指胚胎着床在剖宫产或其他子宫手术的瘢痕处，它属于异位妊娠的一种。女性怀孕后子宫会不断增大，子宫肌纤维被伸展拉长至原来的数百倍，临产时再通过子宫的强烈收缩来娩出胎儿。如果子宫正常，完全能够承担起这样的先极度扩张后强力收缩的"重任"。但子宫瘢痕处属于缺乏弹性的薄弱区域，在胚胎不断增长、宫腔增大的过程中有可能发生破裂，特别是修复不良的瘢痕，破裂的风险更高。所以建议计划二次妊娠的女性朋友们尽量延长与前次剖宫产之间的间隔。

对于剖宫产术后二次妊娠的孕妈妈，如果超声检查难以明确诊断瘢痕情况，则建议进行MRI检查来精准地评估子宫情况。

目前认为剖宫产术后瘢痕妊娠有两种形式：

● 孕囊位于子宫切口瘢痕处，植入肌层较浅，主要向宫腔内生长，可发展至孕晚期，但发生子宫破裂大出血风险增高。

● 孕囊位于剖切口瘢痕深处，并向子宫肌层深部生长，胎盘植入并与局部肌层粘连较严重，早期即可发生子宫破裂大出血风险。

当然，严格的孕期检查必不可少。需要在孕早期确定胎囊的着床位置及与瘢痕的关系；孕中期需要明确评估瘢痕位置、厚度、性质、周围肌层的情况，与胎盘的关系，有无胎盘植入，有无合并其他情况，如子宫肌瘤、子宫腺肌症、带环怀孕等。

二胎备孕妈妈和所有计划怀孕的妈妈们，如果有剖宫产史或其他子宫手术史，请认真地咨询产科医生，严格进行孕期检查，减少瘢痕子宫妊娠可能存在的多种并发症。

五、这些食物让"孕"气更好

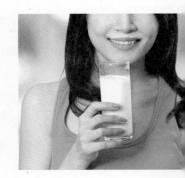

民以食为天，饮食营养是身体健康、生殖功能正常的基础。良好的饮食习惯、均衡全面的饮食营养，能够为精子和卵子提供最佳的"动力"，使它们正常发育、成功结合。而当下在网络上、书本中，有各式各样的助孕食谱，往往让备孕夫妻无从选择。其实在日常生活中，有些食物虽然看似普通，但是只要食之有道，它们就是助孕的超级食物。

牛奶——优质蛋白质的实力担当

蛋白质是生命的基础，任何生命体都离不开它。若在怀孕前，二胎备孕妈妈摄取的蛋白质含量不足，就可能不易受孕。即使怀上了宝宝，胎宝宝在发育的黄金时期也会因蛋白质的供应不足而发育缓慢。因此，想要顺利地怀上健康的宝宝，蛋白质的补充显得尤为重要。而牛奶在众多含有优质蛋白质的食物中，既常见又营养丰富。备孕妈妈们，要想顺利怀孕和生下健康的宝宝，就要多补充优质蛋白质，多喝牛奶。

饮用牛奶需注意

牛奶中80%的蛋白质为酪蛋白，当牛奶的酸碱度在4.6以下时，大量的酪蛋白便会发生凝集、沉淀，难以被人体消化吸收，严重者还可能导致消化不良或腹泻，所以牛奶中不宜添加果汁等酸性饮料。

牛奶也不适宜长时间高温蒸煮，主要是因为蛋白质受高温作用，会由溶胶状态转变成凝胶状态，使营养价值降低。

酸奶——调节菌群的小能手

酸奶对女性的身体健康是十分有益的。它含有大量的乳酸杆菌和嗜酸乳杆菌等有益菌种，这些有益菌进入人体后，首先能抑制病菌和腐败菌在肠道中的繁殖，调节肠道中菌群之间的平衡，接着在1~2周之后，就会出现在女性阴道菌群中，调节阴道菌群的平衡。阴道菌群的失衡会影响受孕，因此，长期食用酸奶也能助孕哦。

酸奶是个毋庸置疑的好东西，不仅能满足你的味觉享受，还可以调节体内的菌群。但要注意的是，酸奶不可以大喝特喝。喝过多酸奶会导致胃酸过多，影响消化酶的分泌，降低食欲。尤其是胃酸本就过多、脾胃虚寒或腹胀的女性，更不适宜多饮酸奶。而对于健康的女性而言，每天食用250克左右的酸奶是比较适合的。

空腹时胃内的酸度较大，此时食用酸奶，胃酸会将酸奶特有的乳酸菌杀死，减弱其保健效果。所以，饮用酸奶的最佳时间应该是饭后1小时，此时胃内的酸碱度是最适合乳酸菌生长的。虽然喝酸奶有许多好处，但喝完酸奶别忘了及时刷牙，因为酸奶中的某些菌种及酸性物质对牙齿有一定的损害。

酸奶饮料不是酸奶

许多人会误以为酸奶饮料就是酸奶，其实本质上二者是不一样的。酸奶饮料和酸奶的营养成分差别很大，酸奶饮料的营养只有酸奶的1/3左右。酸奶饮料允许加水配制，且除了微量的牛奶和水外，还添加有甜味剂、果味剂等成分，属于饮料中的一种。

"大豆异黄酮"——女性不可或缺的好伙伴

我们前面提到过，豆浆看似平凡普通，却含有一种特殊的物质——大豆异黄酮，也称为植物雌激素。它能使女性体内的雌激素维持在一个正常的水平，从而促使内分泌功能正常。

雌激素在女性体内应该保持一个平衡的量，不能过低，也不能过高。过低会出现各种衰老的症状，过高则会导致某些女性特有癌症的发生。由于雌激素不足或者雌激素过多而引起的种种不适，都可以通过喝豆浆来解决。

身体内的雌激素是女性的基础激素，正是有了雌激素的作用，才能保证女性卵巢功能的正常。摄入足够多的大豆异黄酮，对卵巢功能有利。

大豆异黄酮还可以提高性生活的质量。它可使生殖系统的上皮黏膜营养增多，延缓阴道发生萎缩性改变，还可使阴道分泌物增多，从而提高性生活质量。所以经常喝新鲜的豆浆对于备孕女性有很多的好处，既有营养，又能有助于怀孕。

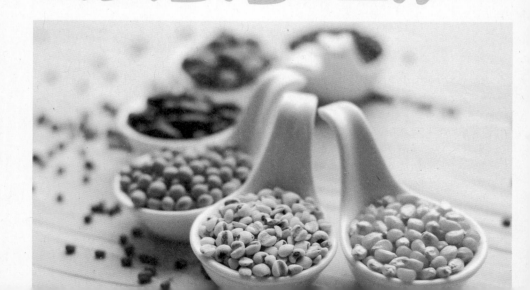

蜂蜜——富含天然的雄激素

众所周知，蜂蜜是蜜蜂采集了大量花粉酿造出来的产物。而花粉是植物的雄性器官，花粉经过蜜蜂的酶作用后，会产生大量植物雄激素，这种激素与人垂体分泌的激素相似，有明显的活跃男性性腺的生物特征。

而且，营养分析表明，天然蜂蜜中大约含有35%的葡萄糖和40%的果糖，这两种糖都可以不经过消化作用而直接被人体吸收利用，对精液的形成十分有益。

在土耳其、以色列和许多阿拉伯国家，用芝麻和蜂蜜调制的赫瓦糖，是典型的壮阳食品。

韭菜——男性的天然"伟哥"

在备孕期，男性的床上战斗力至关重要哦。如果备孕爸爸的性功能低下，就会影响到正常的生育。特别是35岁以后的男性，在备孕期一定要好好补肾壮阳。

韭菜这种食物看似十分普通寻常，却能让男性威震雄风。

韭菜是一种常见的蔬菜，营养丰富，含有蛋白质、脂肪、糖类，还含有胡萝卜素、维生素C及钙、铁等营养物质。韭菜可以祛寒、滋阴和壮阳，对男子遗尿、早泄、遗精、阳痿等症均有改善的功效，所以韭菜又有"起阳草"之名。

不过需要留意的是，韭菜的粗纤维较多，不易消化吸收。因此，备孕男性平时食用韭菜时，不宜过量。

海产品——富含好孕"活力素"

"活力素"就是天然伟哥，备孕男性多吃一些"活力素"，能使妻子更易受孕哦。这些"活力素"中，海产品是最好的。海产品中富含精氨酸，这是精子形成的必要成分，还含有丰富的矿物质。备孕夫妻可以多食用以下海产品。

海参

海参有壮阳、益气、润肠润燥、止血消炎等功效，对肾虚引起的性功能减退有一定的益处。

金枪鱼

金枪鱼含有大量的肌红蛋白和色素蛋白，其脂肪酸大多是不饱和脂肪酸，具有降低血压、胆固醇，防治心血管病等功效。此外，金枪鱼还能补虚壮阳，备孕男性食用金枪鱼可以提高性功能。

海藻

海藻的含碘量在所有食物中位居榜首。缺碘不仅会造成神经系统、甲状腺发育的缺陷或畸形，还会导致性功能衰退、性欲降低，不利于受孕。补碘十分讲究时间，孕前补碘比孕期补碘对下一代脑发育的促进作用更明显。因此，备孕夫妻在备孕期应多食用一些海藻类的食物，如海带、紫菜等，有利于补充碘和助孕。

番茄红素——男性生育力的救星

在西瓜、葡萄、西红柿等蔬菜、水果中都能找到番茄红素，它可以增加不育症男性的精子数量，提高精子的活力。

目前已知在不育的男性体内，番茄红素含量较低。研究发现，连续服用3个月的番茄红素，男性精子的数量和活力都有了明显的改善。另外，每天摄取30毫克番茄红素，还可以达到预防前列腺癌、消化管癌以及膀胱癌等多种癌症的效果。

吃西红柿的注意事项

在含有番茄红素的众多食物中，西红柿的含量颇丰，与生西红柿相比，加工后的西红柿制品（如西红柿汁、番茄酱、西红柿汤等）中的番茄红素更易被人体吸收。因烹饪时的高温能破坏西红柿细胞的细胞壁，帮助番茄红素等抗氧化剂释放出来。由于受到有机酸以及维生素P的保护，不必担心西红柿会因为煮熟而流失营养素。所以，多食用烹饪过的西红柿有助于提高男性生育力，降低不育风险。

还需注意的是，未成熟的西红柿不要食用，否则会出现恶心、呕吐、胃痛等不适症状，误食过多未成熟的西红柿还可能出现食物中毒。另外，西红柿不宜与抗凝血的药物，如肝素等一起食用。这是因为西红柿中含有维生素K，维生素K能促进凝血，若与抗凝血的药物一起食用，会削减药效，不利于疾病的治疗。

维生素A——有助于母婴健康

维生素A有利于维护皮肤和黏膜的健康。女性如果缺乏维生素A，阴道干燥，缺乏润滑，性交时受摩擦容易受伤，受伤后一旦发生感染，就会形成阴道炎，最终影响受孕。

维生素A作为机体必需的一种营养素，能促进细胞生长、发育及骨骼

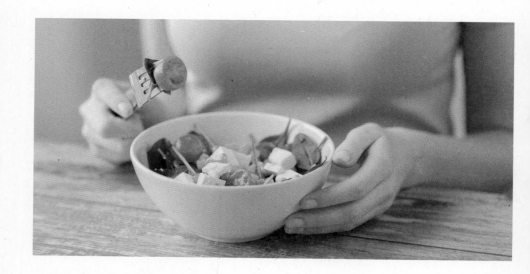

强壮，这与孕后胎儿的发育有着密切的联系。维生素A还有助于维持免疫细胞正常，加强对传染病的抵抗力，给备孕妈妈提供一个健康的身体，给即将到来的宝宝提供一个安全的生长环境。人体研究证明，母体内的维生素A对保障母婴健康起着至关重要的作用。

因此，补充大量的维生素A既有助于怀孕，又有利于母体和即将到来的宝宝的身体健康。

锌——"性矿物质"

锌能维持男性正常的生精功能。锌元素大量地存在于男性睾丸中，参与精子的形成、成熟和获能的全过程，还能让精子更有活力。因此，如果男性体内锌的摄取量不足，就会使得精子数量减少、活力下降、精液液化不良，最终导致男性不育。

锌主要存在于动物性食品中，如海产品、动物内脏等，其中以牡蛎含锌量为最高。备孕男性在日常饮食中，可多食用牡蛎。

从营养学的角度来分析，每100克的牡蛎，锌含量高达9.39毫克，男性每天食用一个就可以满足身体对锌的需求。而锌对于维持生殖系统的正常功能也非常重要，缺锌的人容易出现生殖系统上的问题。因此从某种角度来说，多吃牡蛎能增强生育能力是事实，但是如果要说多吃牡蛎就能达到小说中所描述的增强生殖系统功能的效果，那则是夸大之谈。

在岭南地区，生蚝（生牡蛎）是流行于街头巷尾的风味小吃之一。但实际上，经常生吃牡蛎是一种不正确的饮食习惯。因为生牡蛎中含有两种破坏力极大的病原体：诺罗病毒和霍乱弧菌。诺罗病毒可能引起胃肠炎；霍乱弧菌则会引发高热、感染性休克、皮肤溃烂性水泡，甚至可引起致命性的败血症。

另外，牡蛎中的活性肽对人体有多种作用，生吃只能获取很少一部分营养保健作用，大部分会被人体胃酸破坏，不能被吸收、利用。因此，吃牡蛎最好还是将它做熟再吃，这会更加安全。

哪些食物不宜食用

● 辛辣食物

很多人爱辣，吃饭也基本是无辣不欢，但备孕女性要忌口。辛辣食物具有很强的刺激性，过量食用容易引起肠胃不适、消化不良和便秘等症状，严重者还可能引发痔疮。另外，辛辣的食物大多数都属于温热性质，若备孕女性食用过多，则容易引起口腔溃疡、咽喉肿痛等不适。

● 咖啡

很多女性日常都要饮一杯咖啡，然而，有研究表明，备孕女性如果经常喝咖啡，对受孕和胎宝宝的健康都是非常不利的。这是因为咖啡中含有大量的咖啡因，经常饮用有可能导致流产、早产、死胎及低体重儿等。

◆ 茶与碳酸饮料

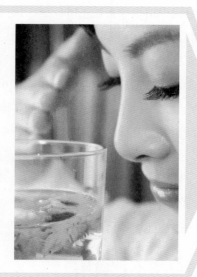

喝茶虽有益健康，但近年来茶叶农药含量严重超标，而且浓茶中也同样含有一定量的咖啡因，对胎宝宝健康同样十分不利。

现在的年轻人都青睐能带来强烈味蕾冲击的碳酸饮料，但是碳酸饮料中也含有咖啡因。备孕女性可以选择其他更有利于助孕的饮品来代替喜好的碳酸饮料。

◆ 生冷的食物

炎炎夏日，人们都离不开西瓜、冷饮等冰爽解暑的食物。但是过多食用寒凉的食物，不仅刺激肠胃，还会耗损人体阳气，使寒邪入侵子宫，导致"宫寒"。"宫寒"是许多妇科病的根源，更有可能引发不孕。因此，备孕的女性应少食用寒凉的食物。在食用寒凉食物时，可以喝一杯姜茶，以化解寒凉食物的寒气，减少对子宫的伤害。

高效的助孕食物大多非常普通，以至于往往都被我们忽略、遗忘。其实，这些不起眼的、随处可见可得的食物，无需复杂的加工烹制，就对备孕夫妻具有诸多益处。想必大家对助孕的超级食物已经有所了解了。但由于不同人体实际情况各有差异，所以要根据具体的情况来选择适合自己备孕的食物。

除了通过食物助孕之外，加以其他备孕方法来辅助提高受孕率，顺利怀上宝宝不再困难。

六、好"孕"补充叶酸和维生素E

　　叶酸属于B族维生素，是细胞分裂生长及蛋白质合成不可缺少的物质，也是胎宝宝生长发育必需的营养素之一。如果孕妈妈缺乏叶酸，很有可能导致胎宝宝神经管畸形，增加眼、口唇、心血管、肾、骨骼等器官畸形的概率。备孕女性在孕前科学地补充叶酸，有助于预防胎宝宝畸形。

　　为了顺利地怀上健康的胎宝宝，备孕夫妻在孕前应合理服用叶酸，备孕妈妈怀孕后3个月内也需要继续服用。

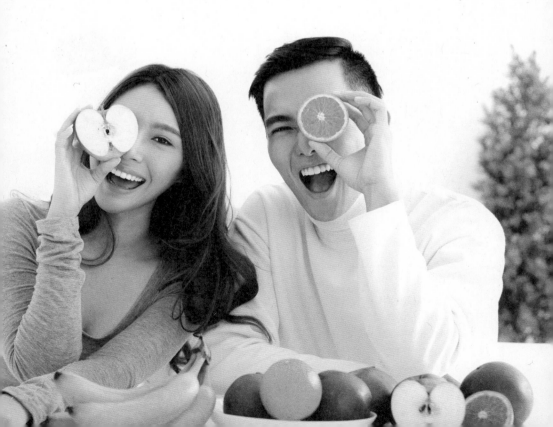

叶酸的主要来源

类别	主要来源	相应食材
蔬菜	莴苣、菠菜、西红柿、胡萝卜、花椰菜、油菜、小白菜、扁豆、蘑菇等	
水果	橘子、草莓、樱桃、香蕉、柠檬、桃子、杨梅、酸枣、山楂、石榴、葡萄等	
谷物	大麦、米糠、小麦胚芽、糙米等	
动物食品	动物肝脏、动物肾脏、禽肉、牛肉、羊肉及蛋类等	
豆类	黄豆、豆制品等	
坚果	核桃、腰果、栗子、杏仁、松子等	

叶酸不可与维生素C补充剂同时服用

　　实验证明，叶酸在酸性环境中极易被破坏，在碱性和中性环境中比较稳定，而维生素C及维生素B_2、维生素B_6要在酸性环境中才较稳定。因此，在食用含叶酸的食物或叶酸补充剂时，不宜同时服用维生素C补充剂，否则二者的稳定环境相抵触，会影响人体对其的吸收率。

维生素E又称生育酚，它可以促进垂体性腺激素的分泌。因此，备孕男性服用维生素E能够促进精子的生成和活动，增加精子数量。备孕女性服用则能增加卵巢功能，提高生育能力，还有增加黄体酮的作用，可有效地防治习惯性、先兆性流产及不育症等。充足的维生素E还能稳定细胞膜和细胞内脂部分，对于预防新生儿溶血、贫血也有帮助。有研究表明，许多有流产史或曾经早产的女性，在服用维生素E一段时间后，都能生出健康、足月的宝宝。

这里需要留意的是，维生素E和其他脂溶性维生素不同，在人体内储存的时间较短，一天的摄取量大部分会随着排泄物排出体外。因此，医生通常会建议备孕夫妻在孕前多服用维生素E，但每天不能超过300毫克。若服用过多的维生素E，对身体不仅无益，而且可能有害。

很多食物含有丰富的维生素E，如蔬果、坚果、瘦肉、乳类、蛋类等，黄豆、小麦胚芽和鱼肝油也都含有一定量的维生素E，其中含量最丰富的是小麦胚芽。备孕中的男性可以试试将富含维生素E的食物和蜂蜜一起食用，会惊喜地发现其助孕效果更显著了。

七、排卵药好不好？

不少备孕妈妈因年龄渐长、排卵情况不稳定等情况，盲目地选择了打促排卵针、吃促排卵药物，希望能借此顺利怀上宝宝。这是不可取的，对促排卵针和促排卵药的运用，应该是在充分地了解了它们的作用原理和不良反应之后。

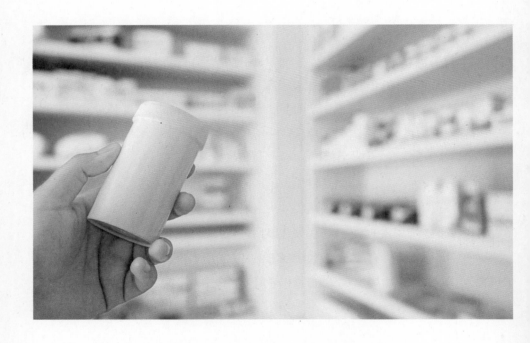

👣 认识误区

对于促排卵的药物，许多备孕妈妈都存在着这样的误区：要么太轻率，随便使用；要么太谨慎，即使是在医生的专业诊断和建议下，也不敢使用。轻率的备孕妈妈可能自身排卵功能正常，也想通过促排卵生双胞胎，这是很危险的。但是，当备孕妈妈因排卵问题导致不孕，而医生又指导使用促排卵药物时，就不应该过度谨慎，畏畏缩缩了，应抓住怀孕的时机，努力怀上宝宝。

滥用促排卵针、促排卵药的危害

如果女性随意地使用促排卵针、促排卵药，最直接的结果就是排卵出现异常，一次排出多个卵子。这时一旦成功受精，就会出现多胞胎。虽然有些人会因怀有多胞胎而高兴，但不可忽视的是，多胞胎会给孕妈妈的心、肝、肾等身体组织器官带来超负荷，可能出现贫血、分娩时大出血等症状，同时，孕妈妈发生妊娠高血压综合征、早产和流产的风险也会更大。有的怀有多胞胎的孕妈妈甚至需要通过手术来减少胚胎的数量。因此，备孕女性应该重视多胞胎会给自身带来的威胁，为了自身和宝宝的安全，千万慎重使用促排卵针和促排卵药。

盲目使用促排卵针、促排卵药还会导致体内雌激素水平过高，而产生卵巢过度刺激综合征。不仅如此，促排卵药还会造成全身血管的通透性增加，水分反渗透到血管外，导致血液高度浓缩，血管栓塞，严重时可能危及性命。

促排卵药可用于治疗由于下丘脑-垂体-卵巢轴功能失调而无排卵的女性，但如果过度排卵可能会诱发卵巢早衰。促排卵针、促排卵药的危害和功用就像一把双刃剑，备孕女性如果想要使用这把"双刃剑"，一定要权衡利弊。若本身排卵功能良好，则不建议使用。而对于无排卵导致的不孕患者，则要在医生的指导下使用。

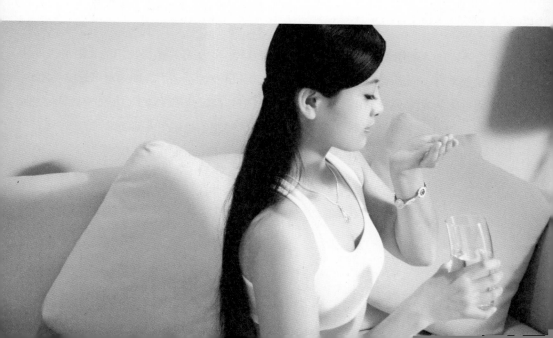

各种促排卵药的作用

> ● 氯米芬：适用于对无排卵型不孕症（体内仍有一定雌激素水平）、黄体功能不全。
>
> ● 雌孕激素：对一般月经失调而有一定雌激素水平的女性，可用雌孕激素做人工周期治疗3个月，停药后可能出现排卵。
>
> ● hCG（人绒毛膜促性腺激素）：具有促黄体激素的作用，于卵泡发育接近成熟时给药可促排卵。
>
> ● LH-RH（黄体生成素释放激素）：适用于下丘脑分泌不足的无排卵者。
>
> ● 溴隐亭：适用于无排卵伴有高泌乳素血症者。

不同的人使用促排卵药物的反应各有差异。这些药物中最常用的、最具代表性的是氯米芬。但氯米芬并不是对所有排卵障碍的女性都适用。如果是下丘脑-垂体-卵巢轴的功能性不好，用氯米芬的效果则不好，最好使用HMG（人绝经期促性腺激素）。HMG直接作用于卵巢，但同样使用HMG也不是每个人都能排卵的。

所以，备孕女性如果需要使用促排卵药物来帮助排卵，也应该根据个人的情况做出选择。

八、选择更好"孕"的生活方式

怀孕是一件顺其自然的事，大多数人不用付出任何努力就能顺利怀上宝宝，尤其是已经怀过大宝的二胎备孕夫妻，对于怀孕这件事更是手到擒来。

但怀得上是一回事，怀得好又是另一回事。所有的爸爸妈妈都希望有一个聪明、健康的优质宝宝，殊不知这个美好的愿望并不仅靠基因和运气，生活方式同样起着至关重要的作用。如果备孕中的夫妻生活方式不健康，那精子和卵子的质量也会受损，最终导致合成的受精卵也是个不良的受精卵。

不健康的生活方式不仅会影响受精卵的质量，更有甚至，会让备孕中夫妻难以受孕。为了能够顺利怀上二胎，也为了能怀一个高质量的宝宝，那些过惯了"无序"生活的备孕夫妻们，从准备要二胎开始，就要建立起正常、规律、健康的生活习惯，为顺利受孕做好身体准备。

别让长夜熬坏身体

熬夜影响女性激素

对女性来说，卵子的质量由性激素和卵巢储备功能决定。人体内的多种激素要在睡眠状态下才能产生，时间一般为晚上10点至凌晨6点。不规则的睡眠会打乱体内生物钟，进而影响到女性的内分泌平衡，使卵巢功能出现紊乱，直接影响卵子的发育、成熟及排卵。内分泌的调整是一个漫长的过程，因此越早养成早睡早起的规律作息习惯越好。

熬夜影响男性精气

对男性来说，熬夜最大的危害就是影响生精。人体内的内分泌由生物钟支配，而生精又主要在夜间进行，如果男性得不到充分睡眠，就会导致生物钟紊乱。内分泌长时间的紊乱容易造成精液产生的困难。

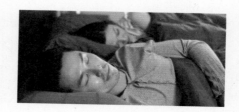

● 熬夜影响受孕率

根据科学家对人体生物钟的研究，人体的机能状态在一天24小时内是持续变化状态。上午7~12点，人体机能呈上升趋势；下午1~2点事整个白天里人体机能最低的时候；下午5点开始，人体机能再度上升，持续到晚上11点；11点之后，人体机能进入急剧下降阶段。因此，科学家认为，晚上9~11点是受孕的最佳时刻。熬夜推迟睡眠时间明显影响到受孕概率。

● 熬夜影响受精卵质量

熬夜过后，人体常会感到机体疲劳，同样，精子和卵子的活力和质量也会受到疲劳影响，使受精卵质量受损。另外，不良的作息习惯干扰子宫内环境，不利于受精卵的着床生长，就有可能出现胎萎、流产，或胎儿脑神经发育不良等情况。

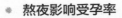 远离香烟与美酒

香烟或美酒，常会令享用的人沉迷其中而不能自拔，旁观者亦觉得其洒脱或豪放。不过，这些让人或飘飘欲仙或沉醉的物品却是优质宝宝的天敌，二胎备孕夫妻一定要注意远离烟、酒。

香烟是优质宝宝的"隐形杀手"，它对宝宝的伤害可表现在以下几个方面：

● 香烟中的尼古丁可以导致备孕女性的胎盘血管和子宫血管收缩，对精子着床极为不利。

● 香烟在燃烧过程中所产生的有害物质可以导致细胞突变，并会损害到生殖细胞，卵子和精子在遗传因子方面的突变会导致胎儿智力低下或畸形。

● 不吸烟的备孕女性与吸烟的丈夫在一起也会受到影响。因为两人在一起时，飘浮在空气中的焦油和尼古丁会被备孕女性吸入。建议有吸烟嗜好的备孕夫妻在怀孕前至少6个月开始戒烟。

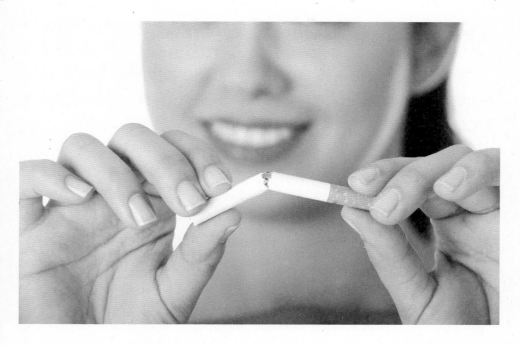

　　而美酒对胎儿的伤害古已有之。古语道"酒后不入室"，意思就是说醉酒之后不能同房，因为酒后同房怀孕所生下的宝宝易出现畸形或智力障碍。无论饮酒的是男性还是女性，这种危害都是存在的。

● 男性酗酒对宝宝的影响

　　备孕男性酗酒后和妻子同房致妻子怀孕，会增加生出低能儿、畸形儿的概率。酒的主要成分是酒精，即乙醇，随着饮酒量增加，乙醇在体内达到一定浓度，就会导致精子的遗传基因突变，给生殖细胞造成毒害。备孕男性酗酒会使20%左右的精子发育不全或者游动能力过差，这种精子如果和卵子相遇形成受精卵，会造成胎儿发育迟缓，出生后智力低下，甚至造成智障。

● 女性酗酒对宝宝的影响

　　备孕女性喝酒对胎儿不良影响更大、更直接。受孕前1周左右，女性饮酒会对其将孕育的胎儿造成难以弥补的损害。有饮酒习惯的女性，即使在受孕前7周停止饮酒，也会对胚胎有一定的损害。因此，为了下一代健康，女性受孕前最好能戒酒1年以上，以免让日后所孕育的胎儿遭受酒精（乙醇）的摧残。

男性不蒸桑拿、泡温泉

　　男性阴囊对温度变化十分敏感，精子的产生依赖于适宜稳定的温度。如果备孕中的男性长时间使阴囊处于高温环境中，会导致精子数量减少、成活率低，或发育不完全，这些问题都将导致男性不育。

　　有资料表明，原本精子密度正常的男性，如果持续3天在43~44℃的温水中浸泡20分钟，会导致精子密度降低至1000万/毫升以下，并且这种情况将持续3周左右。而一般的桑拿室温度高达50℃以上，这必然会严重影响到精子的正常发育，出现弱精，甚至死精的症状。

　　近年出现的"温热避孕法"就是这个道理，利用阴囊局部受热阻止睾丸的生精功能。因此，准备要宝宝的男性，桑拿和温泉一定要避免，高温对精子质量的影响会长达三个月，连平常生活中，过频、过久的热水浴都不适宜。

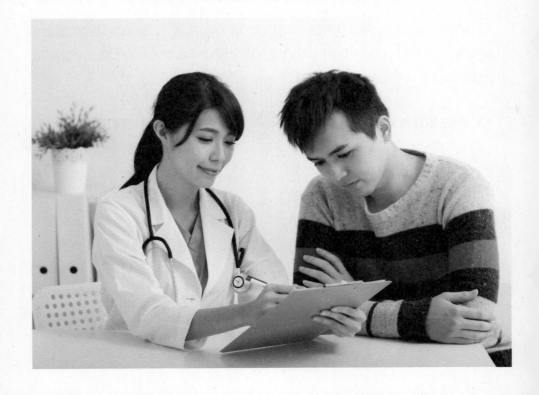

👣 女性适当增加户外运动

锻炼对健康的生活而言必不可少。适当的运动能提高备孕女性的身体素质，从而确保卵子质量。不论是新备孕妈妈，还是二胎备孕妈妈，只要有了怀孕计划，就应该把一段时间的规律运动列入日程了。

现在大多数已婚女性都是办公室白领，经常一天都坐在办公室里，殊不知，久坐对怀孕的危害有多大。首先，女性长时间保持坐着的状态，会给下半身的腰腹部带来较大压迫，易导致气滞血瘀，甚至出现"卵巢缺氧"，直接影响女性卵巢排卵；其次，如果女性在经期久坐，会使经血不畅，严重者出现经血逆流的情况，长此以往很容易诱发子宫内膜异位症，而子宫内膜异位症可谓女性不孕第一大杀手。

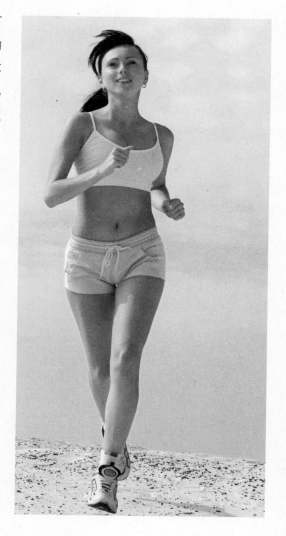

各位二胎备孕妈妈们增加适当的户外运动，也能缓解久坐带来的危害，是对抗久坐危害的强有力武器，如游泳、散步、慢跑等，每周至少运动3天，每天不少于30分钟，就能保持良好的机体代谢和内分泌运作，也能使卵子得到最好呵护。

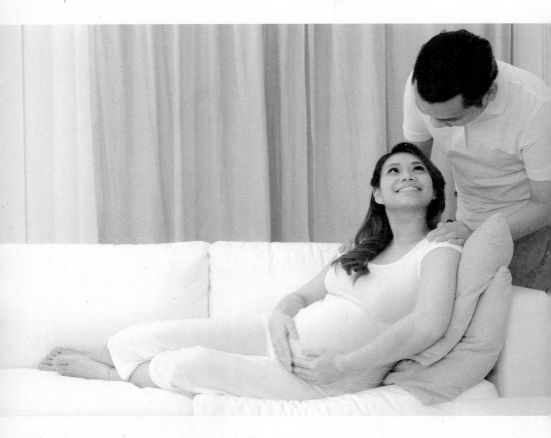

九、如何找到受孕的最佳时机

　　生育一个健康、活泼、聪明的宝宝，是每个备孕爸爸、妈妈的心愿，这就需要把握最佳的受孕时机。夏末秋初是比较适宜的受孕时节。

　　这时空气清新、天气凉爽，怀孕后准妈妈可以在户外散步、呼吸新鲜空气。此时也是收获的季节，丰富的果蔬可以为准妈妈提供充足的营养。

　　临产时正值春末夏初，此时蔬菜、禽蛋、鱼肉等产品供应充足，便于饮食调配，有利于产妇尽快恢复。产妇营养充足，乳汁自然多且质量好。

春末夏初时，气候适宜，产妇穿着相对单薄，便于哺乳，婴儿洗澡也不易受凉，还可以经常抱着婴儿到室外晒太阳、呼吸新鲜空气，婴儿患呼吸道传染疾病的概率会比较低。

到孩子周岁断奶时，又是第二年春暖花开，新鲜蔬果大量上市，可调节好孩子的饮食，补充营养。

即使季节不能够选择，也应选择空气清新，夫妻双方都心情舒畅、精力充沛的日子受孕。

精子该怎样与卵子约会

精子进入女性输卵管之后只能存活48小时，而卵子生命的最佳时期，是排卵后的12小时内，12小时以后卵子就会变形、衰老、质量下降。为了使精子和卵子在最佳生命时期成功结合，准确掌握女性排卵期的重要性就凸显出来了。

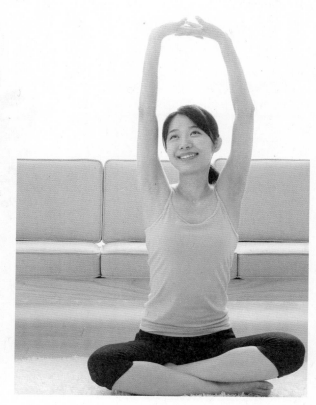

女性一个月只排一次卵，一般情况下是在下次月经前的14天，1~2天。在此期间，女性的性兴奋也容易出现。因此在排卵期受孕，就能使精子在很短的时间内与卵子结合，从而孕育出优质胎宝宝。

以下4种方法，可以帮助你准确找出排卵日。

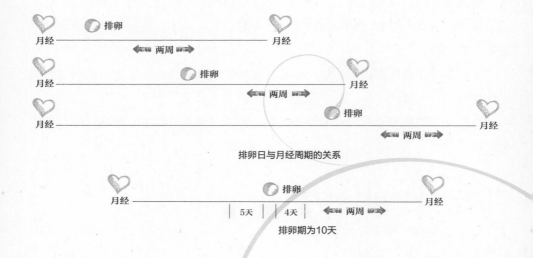

排卵日与月经周期的关系

排卵期为10天

月经周期推算法

月经周期推算法仅适用于月经周期一向比较规律的女性。

操作方法： 从月经来潮的第一天开始算起，倒数14±2天就是排卵日。例如，月经周期为28天，如果这次月经来潮的第一天是8月23日，那么8月的7、8、9、10、11日就是排卵日，女性通常会在这几天感觉到小腹坠痛和乳房胀痛。

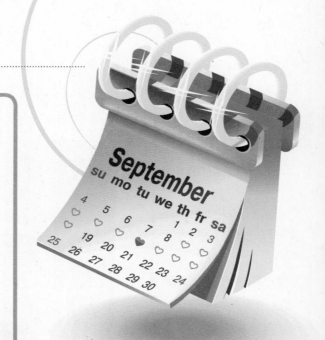

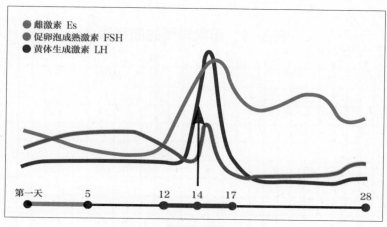

- 雌激素 Es
- 促卵泡成熟激素 FSH
- 黄体生成激素 LH

第一天　5　12　14　17　28

理论排卵期图

排卵试纸

排卵试纸，通用名称是"促黄体生成素检测试纸（胶体金免疫层析法）"，是用于定性检测人尿液中黄体生成素（LH），从而确定排卵时间及妇女月经周期中的"安全期"，达到选择受孕的最佳时机或使用"安全期"避孕的目的，这是妇女排卵期的体外检测及辅助诊断。

操作方法： 下次月经来潮的第10天开始测，每天1次，测试最佳时间为10：00～20：00点，测排卵试纸前2小时不能喝水。如果发现在逐渐转强，就要增加测试的频率，最好每隔4小时测1次，尽量测到强阳，抓住强阳转弱的瞬间，因为排卵发生在强阳转弱的时候。如果发现快速转弱，说明卵子要破壳而出了，那就要抓紧时间了！

阴道黏液变化

女性通常在月经刚过后阴道分泌物很少，且显得浑浊、黏性大。

操作方法： 到了排卵前1～2天，阴道变得越来越湿润，分泌物增多，像鸡蛋清一样清澈、透明，用手指尖触摸能拉出很长的丝。出现这样的白带表示马上就要排卵了，一般持续3～5天。此后阴道分泌物又会逐渐减少，变得黏稠、浑浊，不能拉丝。

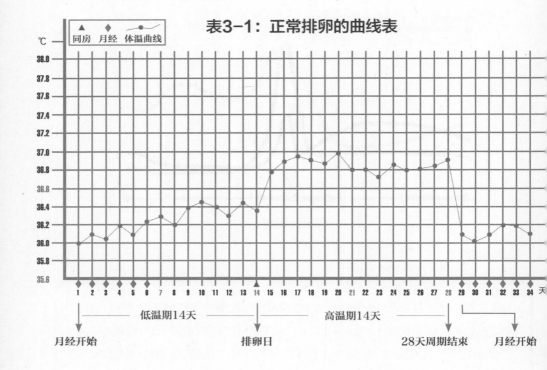

表3-1：正常排卵的曲线表

测定基础体温

排卵前基础体温较低，在36.2~36.6℃之间波动，排卵时是基础体温的最低点，排卵后基础体温会升高0.3~0.5℃，一直持续到下次月经来潮前开始下降。

操作方法： 准备一支体温计和一张基础体温记录表（也可使用坐标纸）。每天临睡前将体温表放在床头柜上，从月经第一天开始，早上醒来后不进行任何活动，不说话、不穿衣、不喝水、不排尿、不下地，直接把体温表放在舌下测量5分钟。将每个月经周期每天的基础体温连接成线，并将同房、失眠、月经期、腹痛等生活及身体情况一并记录下来。一般需要测量3个月经周期以上，从图表上看，排卵时间一般在双相体温改变前的2~3天。

最佳同房体位

什么是好的同房体位？要能保证精子射出时，尽可能地靠近女性的子宫颈，一击即中！要想达到这种效果，一般有两种姿势：男上女下体位、胸膝位。尤其是男上女下体位，被认为是最佳的"受孕姿势"。

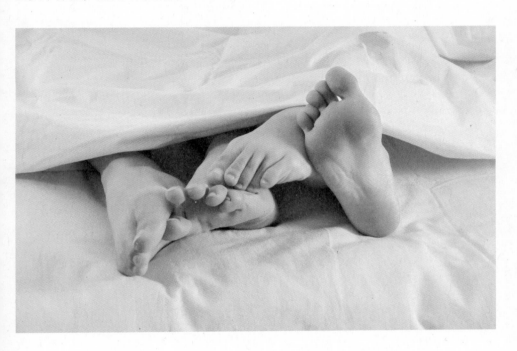

● 男上女下体位

采取这种传统体位时，位于上方的男性能更深更近地触到女方的宫颈，等于无形中帮助精子更快更顺利地冲到最前与卵细胞结合。男性在最后冲刺阶段时，应尽量接近深处，这样有助于缩短精子的路程。而对于女方而言，平躺仰卧的姿势方便精液射在宫颈口周围，当宫颈外口浸泡在精液中时，给精子进入子宫创造了绝佳的条件。

胸膝位

胸膝位又称后位式，即备孕爸爸从妻子的后方进入。这个体位可以使阴道腔的位置降低，便于储存精液，使精液尽可能地接近子宫。采取后位式同房完毕后，备孕妈妈采用俯卧式，在腹部下垫个枕头，并维持30分钟。这样子宫颈也正好可以浸泡在精液池中，使精子能更顺畅地进入子宫。如果是子宫后位的备孕妈妈，更应该多采用后位式同房。

不宜采用的同房体位

站立式、坐式等体位会导致备孕妈妈的阴道口向下，而使得精液流失，不利于受孕。

有些备孕夫妻为了增添乐趣，喜欢在共浴时同房。这种方式同样不利于受孕，因为热水会升高男性的体温，使精子数量减少。

有些女性在同房前喜欢淋浴，备孕妈妈可以淋浴，但不宜冲洗阴道。如果在同房前冲洗阴道，会使阴道的pH值发生改变，不利于精子的存活，降低受孕率。

可以自己实施的助孕法

想要顺利怀上宝宝，最主要的就是让精子能够顺利进入子宫，并与卵子结合，这也是为什么采取合适的同房方式可以让受孕事半功倍。但是，还有一种方法，也可以使得受孕概率提高。

同房后，将洗干净的手指伸入阴道，此时手指会沾满精液，然后将手指上的精液涂在子宫颈上，涂上10次左右，就有成千上万的精子会涌入子宫。操作十分简单易行，也有利于受孕，备孕夫妻们可以在同房后试一试。

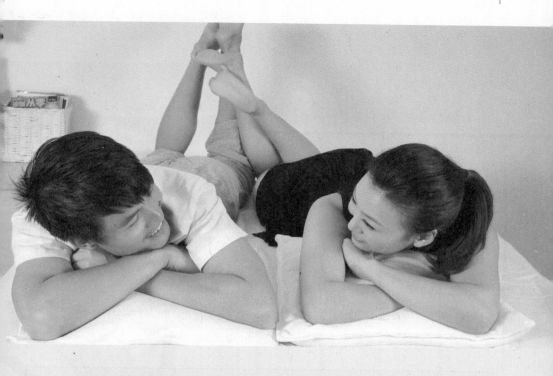

● 夫妻实施此助孕法时，要注意保证手指的洁净，避免将细菌带入女性的子宫颈内，引起感染，反而影响受孕。

● 如果摸不到宫颈口，可以先在身体上的另外一个部位进行练习，这个部位就是嘴。首先嘟起嘴，用一个手指去戳舌头，此时手指的触感和戳到宫颈口的触感就十分相似。记住这种感觉，这样下次找宫颈口时，就不会"摸不着北"啦。

受孕需要结合天时、地利、人和，备孕夫妻们既要了解受孕的最佳时机，还要学习增加受孕机会的方法。机会总是留给做了充分准备的人，只有把握先机，才能更容易地孕育出健康、聪明的宝宝。

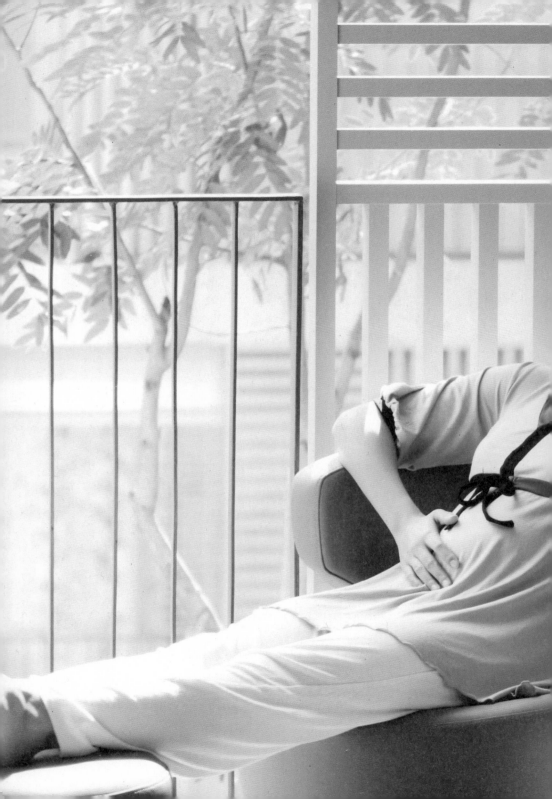

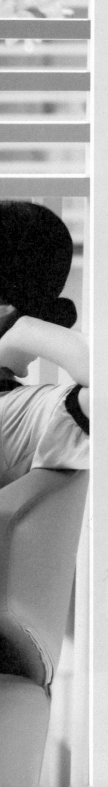

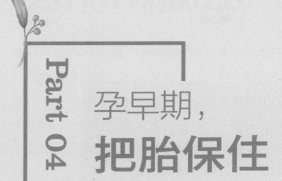

Part 04

孕早期，
把胎保住

二胎已经来到了腹中，

头三个月却要面临失去他的风险。

怀孕的早期，

伤害二宝的危险无处不在，

激素、妇科病、宫外孕，

甚至大宝遗留下来的子宫疤痕，

都威胁着二宝的健康和安全。

要保护好自己的孩子，

我们能做什么呢？

把警惕性提高，

把产检做好，

把胎保住！

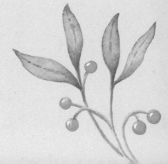

一、第一次B超检查什么时候做

　　B超检查对于孕妈妈来说是很重要的，它可以让医生比较直观地了解胎儿在腹中的发育情况。然而，什么时候做第一次 B 超检查比较好，很多孕妈妈却并不是很清楚。有些人因为检查太早，根本看不见胎囊，等于白做了一次检查；有些人则因为担心孕期做太多 B 超检查会影响胎儿的健康，或是为了图省事而迟迟没有检查，导致本来可以提前发现的宫外孕没有被发现，直到出现阴道出血甚至大出血等问题才去就医，此时情况就比较凶险了。

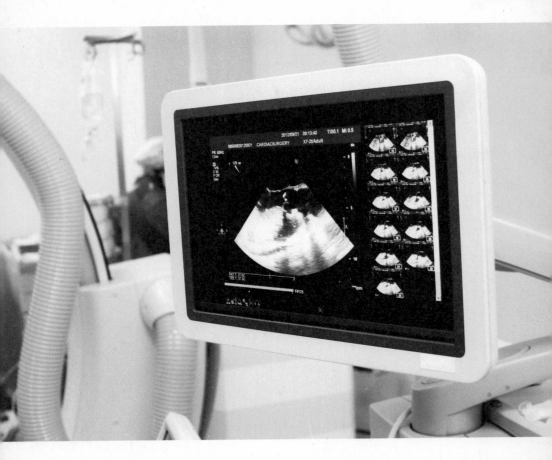

　　究竟什么时候做第一次 B 超检查比较好呢？建议在怀孕 6 ~ 8 周时做第一次 B 超检查，主要是为了确定胎囊是长在子宫里面还是子宫外面。如果长在子宫外面就属于宫外孕，随着胎囊生长，孕妈妈有大出血的风险，这是很危险的，必须及时手术处理等。

　　此外，孕早期做 B 超检查，结合末次月经时间，有助于医生更好地计算预产期。

　　如果曾经出现过不良孕史（如宫外孕）、自然流产或胚胎停育史，或者此次怀孕出现了阴道出血、经常性腹痛等，需要提前做 B 超检查的话，也要等到停经 35 天以上再做，因为那时才可能显示胎囊。

　　那 B 超检查做得太早、太多，会影响胎儿健康吗？其实 B 超检查对胎儿影响不大，因为它没有辐射，只是声波震动。B 超检查的探头长时间对着一个部位聚焦，唯一的影响是会减少局部水分，但是一般孕期 B 超检查的时间很短，为一二十分钟，而且探头会来回滑动，并不是对着同一个部位，所以基本上是安全的。

　　当然，孕期做太多的 B 超检查也没有必要，只是一种浪费。一般来说，除了怀孕 6 ~ 8 周要做第一次 B 超检查以外，整个孕期还要做 4 次 B 超检查：

　　● **孕 12 周**：测胎儿颈后透明带（NT），即胎儿后颈部皮肤下面的液体厚度，这算孕期的第一次畸形筛查，主要是判断宝宝患唐氏综合征的风险。

　　● **孕 20 ~ 24 周**：大排畸。

　　● **孕 32 ~ 34 周**：核对胎儿大小、是否存在胎儿宫内发育迟缓问题。

　　● **孕 36 ~ 38 周**：核对胎儿大小，判断能否顺产等。

　　如果有妊娠并发症等问题，则需要在医生指导下增加 B 超检查的次数。

二、二胎要做这五大产前诊断

来自泉州的 39 岁的黄女士，刚怀上二胎，一家人开心地期待着新生儿的诞生。可没想到，在常规血清检查中，筛查出胎儿 21 三体高风险。这事让一家人心情都很低落，如果羊水穿刺的结果是 21 三体综合征，那这个孩子就要引产。

21 三体综合征又称唐氏综合征，即孩子先天染色体畸形，为先天愚型，智商不超过 60。目前，这种染色体疾病没有治疗的方法，发现之后只能终止妊娠。

随着女性年龄的增长，卵巢逐渐衰老退变，产生的卵子自然老化，发生染色体畸形的机会就会增多。35 岁以上女性生孩子的风险比较大，胎儿出现畸形、智障的风险增加，所以国家有法律规定要提供产前诊断。

但同时，二胎孕妈妈怀孕多数又是不容易的事情，等了那么多年，好不容易二孩政策落实，才有机会怀二胎，他们对这得来不易的机会十分珍惜，甚至对一些年龄已经上了 35 岁的二胎备孕妈妈来说，这可能是她们怀二胎的最后机会，所以在面临产前诊断和产前筛查的诸多选择时，尤为敏感。我在这里向大家介绍几种产前诊断、筛查方法的利弊。

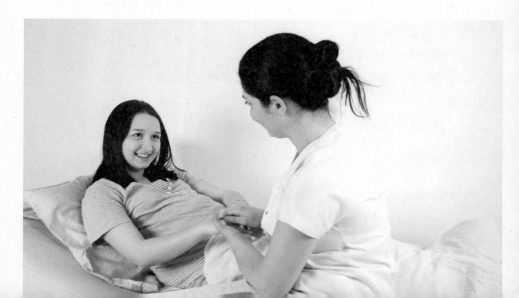

表4-1 二胎准妈妈常用的诊断方法

产前诊断	孕周	内容	备注
超声波检查	孕12周以前一次，孕20～24周，做一次彩超检查，孕28～40周，至少再做一次，以上三次为必做科目	观察胎儿不同时期的发育情况，排畸	对于一些结构在异常和正常边界的图像，医生会要求每2～4周进行一次超声检查，以便动态观察
绒毛活检术（此项检查有一定风险，一般不要求二胎妈妈必须做，一般有遗传病史者才有所要求）	孕10～12周	在超声定位引导下，通过细针穿刺获得绒毛标本，可以进行染色体检查。其优点在于能够尽早做出产前诊断，检查全部23对染色体核型，如果发现胎儿异常，不会等到孕周较大时才引产	多用于早孕期筛查高危，胎儿颈后透明带（NT）增厚，前一胎曾分娩染色体异常或其他遗传性疾病的胎儿以及希望早了解胎儿情况的二胎孕妈妈
胎儿颈部透明带	孕11～14周	检查胎儿是否有染色体异常，特别是唐氏综合征。绝大多数正常胎儿都可看到透明带，但染色体异常的胎儿，其颈部透明带会明显增厚	结果显示胎儿颈部透明带厚度大于3.0毫米即为异常，表示患有唐氏症的可能性很高，需要进一步确定胎儿染色体正常与否
中孕期唐氏综合征筛查	孕12周后	一般来说，这种方法能够检查出60%～70%的染色体异常胎儿，高风险中1%～2%为染色体异常胎儿	产前筛查不能替代产前诊断，需要承担假阳性和假阴性的风险
羊膜腔穿刺术	孕16～20周	多称为羊水穿刺，一般也是在超声引导下，细针穿刺抽出胎儿的羊水，然后从中提取胎儿的细胞，进行染色体检查。其优点在于可以检查全部23对染色体的核型，导致的出血、感染、流产等不良后果低，为千分之三到千分之四	与绒毛活检相比，检查的孕周较大，有些孕妈妈已经有宝宝的胎动，如果结果提示有胎儿异常，引产会比较痛苦

三、胎儿没形成，先检查孕囊

孕囊是怀孕最初的形态，是原始的胎盘组织被羊膜、血管网包裹的小胚胎。那时候胎儿还没有形成，但胎芽出现时已经有胎心跳动了。

怀孕几天有孕囊

一开始孕囊是很细小的，然后才慢慢地长大。一般情况下，怀孕 5 周以后，B超可看见小胎囊，胎囊约占宫腔不到 1/4 的空间，或可见胎芽。如果是正常的宫内妊娠，怀孕 40 天左右可以通过 B 超在子宫内看到孕囊。不过因个体差异和受孕时间的早晚，有的孕妈妈会推迟至 45 天左右时才能看到。

通常 hCG 达 1000 国际单位 / 升时，阴道超声应该可以识别出宫内孕囊，hCG 达到 6500 国际单位 / 升时，腹部超声才能识别出宫内孕囊，因此，阴超会更加准确。如果正常的月经周期，到了孕 49 天还看不到宫内孕囊，则应怀疑宫外孕。

孕囊不规则会长好吗

孕囊的健康与否直接影响到胎儿的正常发育，所以孕期一定要做好孕囊的检查。

孕囊只在怀孕早期见到。它的正常情况是，大小在孕 1.5 个月时直径约 2 厘米，2.5 个月时约 5 厘米；孕囊位置在子宫的宫底、前壁、后壁、上部或中部；形态圆形、椭圆形、清晰。

如孕囊为不规则形、模糊，且位置在下部，孕妈妈同时有腹痛或阴道流血时，

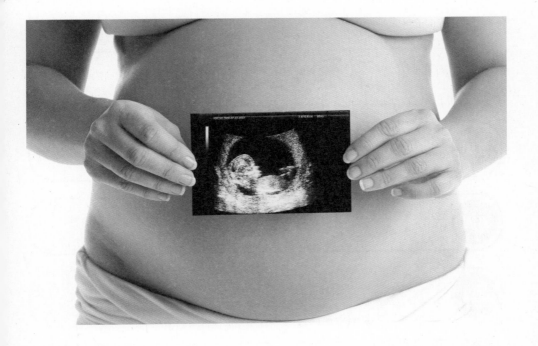

可能要流产。如孕囊不规则且有破口，恐怕胎儿会有出生缺陷，就算保胎也不一定能保住，要做好心理准备。但是二胎妈妈们也不用对孕囊不规则太过担心，因为孕囊的形状不太规则不一定就存在很大的异常，这个时候只要补充叶酸和维生素，平时要保养好即可。之后要注意规律地检查B超，看看是不是符合孕周。

孕囊长形是男孩吗

很多人会根据孕囊的形态来判断胎儿的性别，其实这是很不科学的，孕囊的形状与胎儿性别没有直接关系。

根据孕囊形状是不能明确宝宝的性别的。一般在4个月左右可以通过B超明确胎儿的性别，但是还要看胎位情况，如果胎位好看时就比较准确，否则不要太过相信判断。对于判断胎儿的性别来说，最直观的方法就是B超。B超下可以清晰地看到胎儿的各个器官和部位，包括生殖器，但是目前我们国家法律上是不允许擅自告诉孕妇胎儿的性别的，这属于违法行为。

孕囊大小是因人而异的，这里指的"人"不是指不同性别的胎宝宝，而是指孕妇本身，孕妈妈的个人特殊情况会影响胎儿的发育情况。用B超测量孕囊大小，主要是用来估算孕龄，根据数据的变化，能及时察觉胎儿发育中的缺陷。但是孕囊仍然有大有小，孕囊大小不能看出男女。

胚芽

4周 胎儿只有0.2厘米。受精卵刚完成着床，羊膜腔才形成，体积很小。超声检查还看不清妊娠迹象。

5周 胎儿长到0.4厘米，进入胚胎期，羊膜腔扩大，原始心血管出现，可有搏动。B超可看见小胎囊，胎囊约占宫腔不到1/4，或可见胎芽。

6周 胎儿长到0.85厘米，胎儿头部、脑泡、额面器官、呼吸、消化、神经器官分化，B超胎囊清晰可见，并见胎芽及胎心跳。

7周 胎儿长到1.33厘米，胚胎已具有人雏形，体节已全部分化，四肢分出，各系统进一步发育，B超可清楚地看到胚胎及胎心跳，胎囊约占宫腔的1/3。

8周 胎儿长到1.66厘米，胎形已定，可分出胎头、躯干及四肢、胎头大于躯干。B超可见胎囊约占宫腔的1/2，胎儿形态及胎动清楚可见，并可看见卵黄囊。

9周 胎儿长到2.15厘米，胎头大于胎体，各部表现更清晰，头颅开始钙化，胎盘开始发育。B超可见胎盘几乎占满宫腔，胎儿轮廓更清晰，胎盘开始出现。

10周 胎儿长到2.83厘米，胎儿各器官均已形成，胎盘雏形形成。B超可见胎囊开始消失，月牙形胎盘形成，胎儿活跃在羊水中。

11周 胎儿长到3.62厘米，胎儿各器官进一步发育，胎盘发育。B超可见胎囊完全消失，胎盘清晰可见。

12周 胎儿长到4.58厘米，外生殖器初步发育，如有畸形可以表现，头颅钙化更趋完善。颅骨光环清楚，可测双顶径，明显的畸形可以诊断，此后各脏器会逐渐趋向完善。

怀孕 6~7 周时可通过 B 超看见胚芽，当胚芽径线 2 毫米时可见原始心管搏动，怀孕 8 周时胎儿就初具人形了。

根据胎囊的大小可以判定孕周，然后依据孕周可大致推算出胎芽的大小（或者反过来推算也行）。两个数据结合起来就能看出胚胎的发育状况了。

一般来说，如果胎囊大于 3.5 厘米时还没有胚芽，就属于异常，但这时也不应该草率判断胎儿发育异常，应该结合验血的结果一起来看更保险，因为测量是会有误差的，而这种误差是随时随地都可能存在的。

有些孕妈妈的检测单上看见胎囊却看不见胚芽，这可能是因为你体内的孕激素分泌不够，使胚胎着床迟缓，子宫托不住，有先兆流产的可能；可能是这个胚胎本身质量不好，发育不良。但孕妈妈也不用太悲观，这同样有可能是因为你的月经不准导致的，排卵时间不稳定，影响推算，就会出现这种情况，这时只要再过一个星期就能测到胚芽和胚心了。

没有胚芽、胚心时不要盲目保胎，应先卧床静养，看看情况。过一两个星期再去复查，如果还是没有，就说明胚胎的确有问题，那也只能放弃了。还希望妈妈们能保持平和的心态，继续孕育新的生命。

四、子宫肌瘤会增加早产率吗

怀孕时遇上子宫肌瘤的概率虽然不小，但是发生严重并发症的情形却不多见（低于1％）。子宫肌瘤会随着怀孕的进行而发生变化，有些肌瘤位置会改变，有些的大小会增加，有些肌瘤因怀孕后组织充血栓塞会出现腹痛、子宫收缩等现象。然而临床观察及大多数统计证实，子宫肌瘤并不会增加早产的概率。

☜ 可能胎位不正、提高剖宫产概率，极少数严重并发症须注意

然而不可否认的是，子宫肌瘤对怀孕还是有影响的，有些较大的肌瘤会影响胎儿的转向，导致胎位不正；有些低位的肌瘤则阻碍胎儿出生的通道，使剖宫产的概率上升。

还有极少数情况，例如，蒂状浆膜层肌瘤发生扭转坏死，需立即开刀；黏膜层肌瘤导致产前出血、胎盘剥离；肌瘤影响产后子宫收缩，导致产后大出血。这些严重的并发症，也必须加以注意。

☜ 多数子宫肌瘤孕妈妈能顺利生产

严重并发症发生的概率非常低，所以大多数的时候，是子宫肌瘤伴随着孕妈妈一直到生产，并不会产生重大影响。

如果二胎妈妈在怀第一胎时曾经发生过严重的并发症，例如，胎儿早产、阻碍生产或产后大出血，那么在可以考虑在二胎怀孕前，最好先进行肌瘤切除手术。

生产时不适宜一并切除子宫肌瘤

有些孕妈妈想切除子宫肌瘤，又怕做手术，就产生在剖宫产时顺便处理子宫肌瘤的想法，必须说，这是相当危险的想法！

怀孕时子宫会充血涨大，周边血液流量大增，并不适宜处理子宫肌瘤；而且剖宫生产时切除子宫肌瘤，容易引发大量出血及子宫收缩不良等并发症，所以一般妇产科医师不会做这样的建议。

产后3个月追踪肌瘤

子宫肌瘤发生的成因，目前仍是个谜，可能与基因体质、女性激素（动情激素、黄体素）有关。正因为成因不明，我们很难去预防肌瘤的产生，或去预测日后的复发。

怀孕后，女性体内大量增加的女性激素，应该会刺激子宫肌瘤不断长大。但临床观察中，却发现子宫肌瘤在怀孕期间通常会维持原先的大小，或是稍微增加。而在产后因为女性荷尔蒙的降低及血液循环的减少，子宫肌瘤有变小的迹象。孕妈妈可以在产后3个月用超音波来追踪肌瘤的大小。

五、警惕宫外孕

宫外孕是指受精卵在子宫腔外着床发育的异常妊娠过程。孕妈妈一旦发现阴道有鲜红的血液流出，还伴有腹部痉挛或腹痛，就有可能是宫外孕，应立即赶往医院。

宫外孕的原因

宫外孕的发生常常是由于输卵管管腔或周围的炎症，引起管腔通畅不佳，阻碍孕卵正常运行，使之在输卵管内停留、着床、发育，导致输卵管妊娠流产或破裂。在流产或破裂前大多数无明显症状，少数人有停经、腹痛、少量阴道出血的症状，破裂后则表现为急性剧烈腹痛，反复发作，阴道出血，以致休克。在过去的 20 年里，宫外孕发生率有明显增加的趋势，因宫外孕而死亡的人数也逐渐增加。

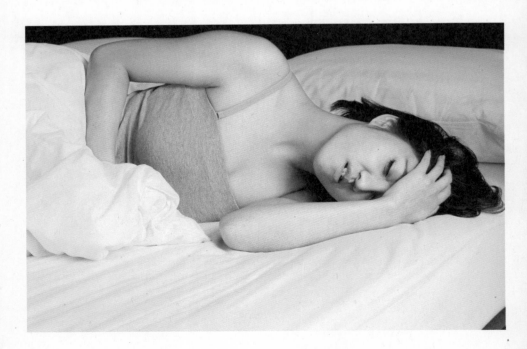

宫外孕主要的起因有以下这几种：

* 输卵管炎症。其可分为输卵管黏膜炎和输卵管周围炎，两者均为输卵管妊娠的常见病因。

* 受精卵游走。卵子在一侧输卵管受精，受精卵经宫腔或腹腔进入对侧输卵管，称受精卵游走。移行时间过长，受精卵发育增大，即可在对侧输卵管内着床形成输卵管妊娠。

* 其他原因。输卵管因周围肿瘤引起输卵管、卵巢周围组织的粘连，也可影响输卵管管腔通畅，使受精卵运行受阻。也有研究认为，胚胎本身的缺陷、人工流产、吸烟等也与异位妊娠的发病有关。

* 输卵管手术。输卵管绝育术后若形成输卵管再通或瘘管，均有导致输卵管妊娠的可能。因不孕接受过输卵管分离粘连术、输卵管成形术，再次输卵管妊娠的发生率为 10% ~ 20%。

* 辅助生育技术。人工授精、促排卵药物的使用，以及体外受精或配子输卵管内移植等，均有异位妊娠发生的可能，且其发生率为 5% 左右。

* 输卵管发育不良或功能异常。输卵管过长，肌层发育差，黏膜纤毛缺乏，还有双输卵管、憩室或有副伞等，均可成为输卵管妊娠的原因。

二胎妈妈如果没有上述的这些情况发生，则可不必过分担心会发生宫外孕。不过，长期服用口服激素和使用宫内节育器的女性，发生宫外孕的概率会有一定的提高。所以长期服用口服避孕药和使用宫内节育器的二胎妈妈，应该重视这个危险性。

宫外孕的判断

其实只要具备了一些基本的常识，在宫外孕初期就可以自己做出初步的判断。

腹痛几乎是宫外孕患者最常见的症状，这是由于绒毛从输卵管壁分离，或输卵管壁破裂，引起腹腔内出血，血液刺激腹膜就会引起腹痛。在输卵管未破裂前，有些患者下腹部一侧会有隐痛。到输卵管妊娠流产或破裂时，下腹一侧的疼痛会达到撕裂性或阵发性。

少部分的宫外孕患者在腹痛的同时，还伴有肩膀痛。这是因为腹部膈肌受到血液刺激时，会引起肩部放射痛。另外有一个症状可以用以判断宫外孕，就是肛门坠胀与排便感，这是盆腔内积血的表现。如果孕妈妈同时有腹痛、肩膀痛和排便感，则可能是宫外孕，那么应该尽快去医院检查。

宫外孕还有另外一个明显的特征，就是腹痛的同时会有阴道不规则的点滴状出血，出血量少且血色暗红。但是对于宫外孕的诊断，最科学的方法还是通过验血测 hCG。如果 hCG 的增长小于 66%，就有可能不正常。因为孕早期 6 ~ 7 周里 hCG 的增长飞快，每 48 小时增长一倍。如果隔 48 小时后测得的数据比 48 小时前所测得的增长一倍，则可排除宫外孕的可能。

除了验血测 hCG 外，还可以通过测定孕激素来判断是否是宫外孕。如果孕激素高于 20 纳克／毫升，则可排除宫外孕，低于 20 纳克／毫升的需要通过 B 超检查做进一步检查，以确认是否为宫外孕。

总的来说，诊断宫外孕既需要备孕妈妈自身具有警惕性，及时发现自身身体异样，还需依赖于严谨的医务人员和超声装置，双管齐下，才能将宫外孕及早排除，确保孕妈妈的健康。

六、葡萄胎要重视起来

葡萄胎是一种肿瘤性疾病，就算做了刮宫手术，但在一定时间内仍有恶变的可能。因此，不管有无身体不适，治疗后都要定期到医院进行复查，至少持续两年。如果发现有阴道出血（正常月经期以外的阴道流血）、咯血等不适，应随时告知医生，以便进行更全面的检查。

妇科随诊的项目是测定血和尿的 hCG，及其他一些内分泌素。开始时每 1 ~ 2 个月复查一次，坚持两年。如果在追踪检查的过程中，这些激素正常后又升高，就表示有恶变的可能，需及时治疗，以防止肿瘤细胞的扩散。

如果在追踪检查期间再次怀孕会比较麻烦，因为妊娠期的 hCG 本身会明显增多，此时无法根据 hCG 判断是否肿瘤病再发展，就难以进行处理。

根据医学研究，葡萄胎后恶变的时间大多数在两年以内，所以强调患者两年内不宜再怀孕。这期间的避孕方法，应尽量不用宫内节育环和口服避孕药，应以采用避孕套和阴道隔膜为宜。患葡萄胎后两年以上，如需妊娠，还应到医院妇科进行全面复查，确属正常后才能受孕。

哪些女性容易怀上葡萄胎

在中国，葡萄胎的发生率大约是0.5%。如果你属于以下情况中的任何一种，那么怀葡萄胎的概率就会略微高些：

◎年龄低于20岁或大于40岁；

◎以前发生过葡萄胎；

◎有过2次或2次以上流产史。

七、hCG和黄体酮指数低，一定会流产吗

　　孕初期准妈妈最怕的就是先兆流产，而和先兆流产离不开的两个数据是黄体酮和 hCG（人绒毛膜促性腺激素）。从备孕开始，准妈妈就开始接触这两个数据，对于它们是什么、有什么作用应该已经很熟悉了。但到怀孕后，尤其是出现先兆流产，准妈妈们又被搞迷糊了。黄体酮和 hCG 到底是什么关系？

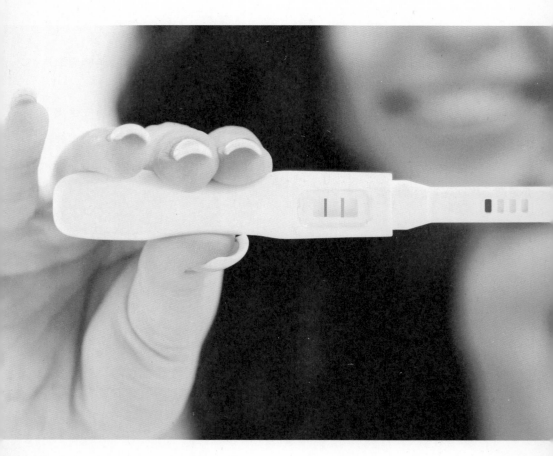

hCG和黄体酮协同作用保护胎儿缺一不可

hCG 是人绒毛膜促性腺激素，在怀孕后 6 天身体就开始产生，这个时候是受精卵准备着床的日子。hCG 会刺激人体产生黄体酮，黄体酮能保证子宫的内环境稳定，尽量不受到外力干扰，也就保护了胚胎。

那么 hCG 又是怎么产生的呢？其实在受精卵着床的时候，它会伸出树枝状的触角，抓住子宫壁，这些触角就是人绒毛，它会形成早期的胎盘。抓住子宫壁的时候，有些人会出现少量的出血，还有就是体温的略微升高，这都是子宫壁受到创伤的反应。胎盘没有成熟的时候，这些毛会变多、附着形成薄薄的膜。这些绒毛膜里面渐渐布满血管，成为最初母体与胚胎交互养分、代谢废物的连接。这种绒毛的生长就是我们说的翻倍，一般来说 hCG 在前期是隔天翻一倍，所以天天验 hCG 的人是没有的，一般都是隔一个双数的日子进行检测，比方说 2 天、4 天、6 天、8 天。

hCG 还有一个非常重要的作用，就是减轻孕妇的排异反应。一般来说，身上长一个寄生物，人体的免疫系统是要攻击的，但是 hCG 迷惑了母体，告诉她们这是安全的，是你自己的，于是人体的免疫系统就不会发动攻击。

hCG 和黄体酮的协同作用，一方面让胚胎获得养分，另一方面保证胚胎的安全，所以二者缺一不可。hCG 翻倍不好时，胚胎缺少养分，可能会发育迟缓甚至停育；黄体酮不够时，胚胎又会着床不稳，造成出血甚至流产。

所以，一般在医院检查出现以上的问题时，除了服药，静养也是非常重要的。静养可以使血流量尽量地不分配到四肢，留向子宫的血流量就会增加，保证胎儿的营养。而且，因为不动，子宫不会受到内脏的挤压，胚胎就会更容易稳定。

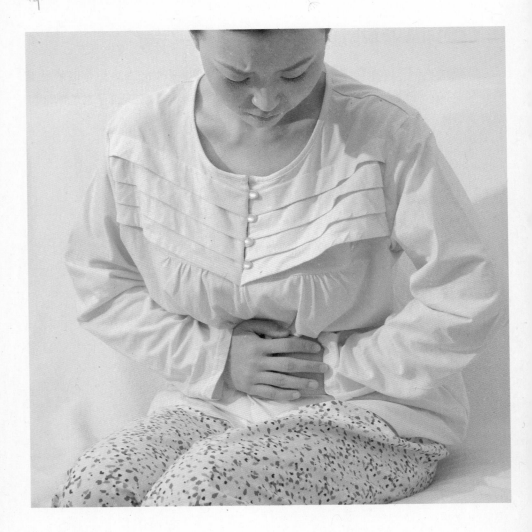

hCG和黄体酮数值低，并非一定会流产

　　许多人怀孕后很担心会流产，一旦发现 hCG 和黄体酮低，就算并没有出现任何不适，以前也从未出现任何流产停胎的经历，就反复去医院检查 hCG 和黄体酮，其实是没有必要的。hCG 和黄体酮数值低，并非就一定会流产，只是概率相对会比较高。只有出现流血时，才有必要去验验看。另外，如果以前曾经有过不良孕史，监控一下也可以以防万一。

hCG、黄体酮、流产的三角关系

如果出现 hCG 翻倍不良或者黄体酮低，是母体的问题还是胎儿的问题？这都有可能。请注意我们这里不说 hCG 低，因为 hCG 是没有标准的，它的基础值因人而异，差别很大，所以只能说是翻倍值。黄体酮是有标准值的。中医总是说宫寒，就是说子宫的血液循环不良，既然血液循环不良，那么在胚胎着床后就比较难以获得充足的养分，母亲的血液循环系统就会影响胎儿。而胚胎如果本身有问题，它难以长出足够的爪子来抓住子宫壁，那么也会造成翻倍不良。而无论是母体问题还是胎儿问题都有可能导致流产。

• hCG 翻倍很好，黄体酮下降

还有一种情况就是 hCG 翻倍很好，但黄体酮下降了。这说明胚胎是在正常发育，但是 hCG 促黄体酮的功能不行。打比方就是，中医有种说法叫肺气不足，不是肺病变了，是功能不行，需要静养、悄声把功能养上来，道理是一样的。这种情况如果有条件就静养，尽量多躺，只要黄体酮不是特别低，不补充也是可以保胎的。

• 黄体酮下降，hCG 翻倍不好

如果 hCG 不翻倍反而下降，黄体酮也在降低，这种情况医生会建议你先保胎。如果采取保胎措施后仍然没有起色，医生会建议你尽早放弃，做流产。因为在这种情况下，极有可能胚胎本身就不好，保胎也没有意义。强行保胎，即使保胎成功，在后面的孕期胎儿也将面临更多考验甚至会遭遇胎停，待到后面再做流产，准妈妈也会增加一分危险。

● 黄体酮正常，hCG 翻倍不好

另外就是黄体酮正常，但是 hCG 翻倍不好。这种情况非常少。因为 hCG 促进黄体酮的产生，hCG 不好，黄体酮一般也就不好了。很多孕妇说的 hCG 翻倍不好，都是相对的不好。什么意思呢？就是你某天去测 hCG，数值上去了但是没到倍数，差那么一百两百，那就是相对不好。绝对不好，就是数值在一个区间，比方说 8 天，只翻了一倍，这种情况就不是很妙了。首先去排除一下宫外孕，然后就有可能是胚胎出现了问题。现在很多医院只补充黄体酮，很少补充 hCG，因为 hCG 低很有可能是胚胎本身不好，保胎的价值不大。

以上的这些数值，都是孕 8 周以前要注意的，孕 8 周以后至孕 10 周之内，hCG 就会达到峰值，然后维持个 10 天左右，急剧下落。因为真正的胎盘形成了，它的使命就告一段落了。另外，如果 hCG 已经上万了，而有些孕妇开始出现翻倍不是那么快、速度降下来的现象，这些都是正常的，都属于相对翻倍不好。对于一个比较大的基数来说，数量的增长和倍数的增加是两回事，数量上 hCG 增加还是非常多的。

不是所有的出血都意味着流产

需要注意的是，关于褐色分泌物，有些人认为就是出血，去医院找大夫开黄体酮吃，其实不是这样。褐色的分泌物代表的是以前的出血，很可能是着床时的创伤引起的出血，后来随着阴道分泌物延迟排出，是很正常的现象。只有粉色的、鲜红的、不黏稠的、量大的出血，或者持续的出血才需要注意是不是流产。这种褐色分泌物一般有个两三天会少量地出现，然后就过去了，不会再有了。

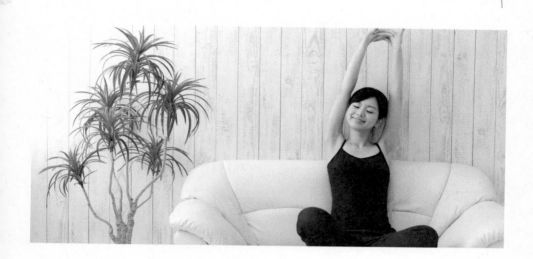

补黄体酮不是万能的，过多也有不良反应

另外关于补充黄体酮，如果没有任何流产症状，自己也没有不良孕史，黄体酮值处在正常值，没有迅速往下掉，且翻倍正常，就可以不补充。要知道如果人为地提高激素水平，一旦骤然停药还会引起出血，因此停药也要慢慢停。还有人为过量补充激素还会导致胎儿出现问题呢。是药三分毒，需慎用黄体酮。

在孕早期大量使用黄体酮，胎儿脊柱、肛门、四肢等部位发生畸形的危险可增加 8 倍。如果使用人工合成的黄体酮（如炔诺酮具有雄性化作用），约有 18% 的女性胎儿呈现男性化，出现这种结局是很不幸的。

黄体酮保胎的使用面是很有限的。黄体酮是一种孕激素，对黄体分泌不足、黄体酮缺乏引起的先兆流产是有帮助的，但首先必须弄清楚是否缺乏黄体酮。是否缺乏可通过化验证实，也可通过测量基础体温的办法来了解。确实属于黄体功能不足者，为了受孕可从基础体温上升的 3 ~ 4 天开始注射黄体酮，并且不间断地使用 9 ~ 10 周，直到母体可自然分泌黄体酮为止。在黄体酮缺乏的情况下正常口服黄体酮药物不会带来危险，但要正确认识黄体酮，正确认识流产的不同因素，避免好心办了坏事。

八、疤痕妊娠也可顺利生产

今年 30 岁的梁女士，已经有一个 4 岁的儿子，还想再生一个女儿，凑成一个"好"。一个月前，梁女士成功怀上了二胎，全家人都沉浸在幸福中。但是，梁女士却总是出现阴道出血的症状。因担心胎儿不稳，梁女士请假在家保胎，还服用了不少安胎药，但都没有效果。出血 8 天后，她到医院妇科就诊。

这次就诊，梁女士听到了一个不好的消息。医生告诉她，这个孩子不能要，必须尽早终止妊娠。从希望变成失望，这让梁女士一家非常难过。

随着"二孩"政策的实施，以凶险而著称的疤痕妊娠也逐渐为人们所熟悉。万一遇上疤痕妊娠怎么办？别说是孕妈妈，就是医生，绝大多数也都认为应该尽快终止妊娠。然而，事实并非绝对。

何谓疤痕妊娠

要弄清什么是疤痕妊娠，首先要弄清什么是疤痕子宫。女性接受过剖宫产或子宫肌瘤剔除等手术后，子宫都会留下疤痕，也称为疤痕子宫。但是，并非所有的疤痕子宫都会遇上疤痕妊娠。只有当胎儿恰好着床在子宫的疤痕处时，才称之为疤痕妊娠。

剖宫产后再怀孕，须排除疤痕妊娠

并非所有剖宫产后再次怀孕都会发生疤痕妊娠。但有过剖宫产史或者子宫手术史的女性，再次怀孕后务必在医生的指导下，排除疤痕妊娠的可能性。

疤痕妊娠在早孕期与正常怀孕的表现几乎没有什么区别，同样会有停经史、子宫体增大、血和尿 hCG 阳性等正常早孕表现。只有通过 B 超，才能发现子宫疤痕妊娠。此外，疤痕妊娠孕妈妈在停经后也有可能伴有不规则的阴道流血。遇到这种情况，务必警惕。

🐾 只要在医生严密监控下，疤痕妊娠也可顺利生产

随着疤痕妊娠处理技术的进步，现在疤痕妊娠已经没有大家想象得那么可怕了。只要孕囊距离子宫疤痕处较远，且子宫浆膜层最薄的厚度大于3毫米，经医生对孕妈妈其他情况的评估后，孕妈妈是可以安全怀孕至足月的。即使胎儿着床在疤痕的边缘处，也可以在产科医生的监控下安全度过孕期。

医生会随时对子宫最薄处的厚度进行评估，万一发现子宫有破裂的迹象，医生就会及时做出判断，帮助孕妈妈终止妊娠，很多时候还可留住有存活能力的胎儿。

因此，疤痕子宫再次怀孕后，即使确诊为疤痕妊娠，也不必单纯因为疤痕妊娠而终止妊娠。如果决定继续怀孕，完全可以在产科医生的严密监控和指导下进行产检，并接受医生各种积极的干预，直到顺利分娩。

特别强调的是，如果孕妈妈由于各种原因，自己选择终止妊娠，也必须在医生指导下终止妊娠。疤痕妊娠孕妈妈千万不要随意进行人流或药流，以免出现绒毛或胎盘无法完全剥离、血管不能闭合的情况，引发大出血。

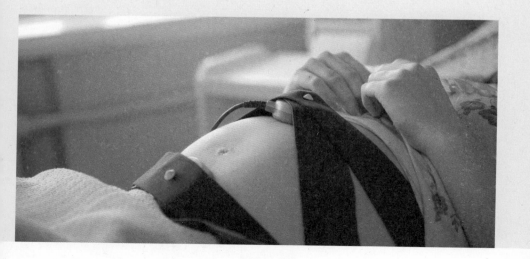

九、有内膜异位症如何保胎

对于陕西的王女士来说，她能够成功怀孕绝对是天大的幸运。她于2015年初被查出患上了子宫内膜异位症，由于当时病情不严重，因此医生建议若有生育要求可积极尝试怀孕。经过了将近一年的备孕，王女士终于成功怀孕，但是关于接下来如何保胎的问题又让她犯了愁。

我们都知道子宫内膜异位症是造成女性不孕的妇科疾病之一，一般多见于25~45岁的女性。由于子宫内膜细胞侵入盆腔等地进行异位种植，造成患者痛经、月经淋漓不尽、性交疼痛、贫血甚至不孕等症状。不仅如此，由于盆腔各处及卵巢异位生长的内异症病灶会导致患者盆腔广泛粘连，并影响患者的卵巢功能。因此一些病情较轻的患者即使成功怀孕，也有可能会因为上述原因而引发流产。那么子宫内膜异位症患者怀孕了怎么办呢？如何保胎呢？

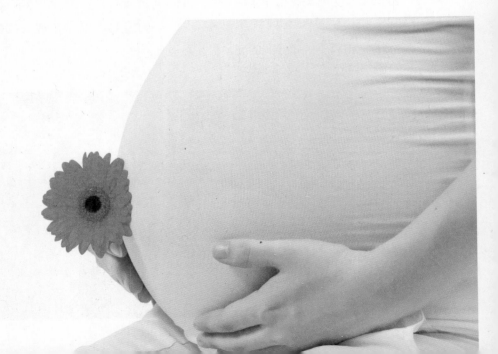

饮食注意

子宫内膜异位症怀孕后要注意避免食用辣椒、咖啡等具有刺激性的食物，以及腌肉、酱菜等含盐量过高的食物。此外还要注意饮食清淡，加强蛋白质、维生素及矿物质的摄入，注意各类营养的均衡，荤素搭配，以保证孕妈妈身体及胎儿的健康稳定。

调节情绪

一般女性在怀孕初期，胎儿是比较不稳定的，对于子宫内膜异位症患者更是如此。因此，患有子宫内膜异位症的准妈妈们日常要注意调节自身情绪，保持乐观开朗积极的心态，避免生气、焦躁、抑郁等负面情绪，以免影响自身及胎儿情况而造成流产。

定期孕检

子宫内膜异位症患者在怀孕后更要注意定期孕检，时刻关注胎儿状况，如果有必要可在医生指导下以药物进行保胎。家属日常生活中要多关注孕妈妈及胎儿的状况，若出现不适反应要尽快送医做相关检查和治疗。

注意休息适量运动

子宫内膜异位症患者怀孕后要注意多休息，不可太过劳累。可适量进行一些较为轻缓的运动，如散步。避免繁重的体力劳动以及剧烈的运动项目等可能引发胎儿不稳甚至流产的活动。

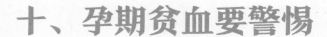

十、孕期贫血要警惕

豆豆妈怀老二贝贝时，孕期贫血发生得很早，几乎是在孕早期第一次产检时，医生就通知豆豆妈：你贫血，赶紧补充。当时豆豆妈虽在意了，还是发生了一次差点儿晕倒事件：记得当时是早晨上班时间，到了学校的走廊后豆豆妈忽然就眼前发黑看不见东西，持续了将近半分钟。现在说起来时间很短，可当时的豆豆妈却是吓得不轻，想想看：这要是当时正在过马路，那有多可怕？从那以后，豆豆妈才算是真正地关注到了贫血的危害。

孕期贫血一般以缺铁性贫血最为常见。妊娠期间，孕妈妈体内的铁储备不仅要满足自身血红蛋白的合成，还要满足胎儿发育的需要，这就使得孕妈妈成了缺铁性贫血的高发人群。且随着孕周的增长，孕妈妈缺铁性贫血的发生率会逐渐增高。那么，孕妈妈贫血怎么办？孕期贫血对胎儿有什么危害呢？

孕妈妈贫血的检查

孕妈妈如果想知道自己是不是贫血，一般只要做个血常规检查就可以了。但如果想知道是不是地中海贫血，就要做外周血象和骨髓象分析了。

血常规的检查主要是看血清铁蛋白及血红蛋白的检查结果。孕妈妈的血清铁蛋白及血红蛋白检查是最敏感的指标，如果检查结果显示，血清铁蛋白低于 12 微克 / 升或血红蛋白低于 110 克 / 升时，一般都会被诊断为孕妈妈贫血。

这里有一点需要注意的是，没有怀孕的女性和怀孕的女性关于贫血的标准是不太一致的。根据世界卫生组织的标准，孕妈妈血红蛋白低于 11 克 / 分升为贫血，未孕女性血红蛋白低于 12 克 / 分升为贫血。（1 微克等于一百万分之一克；1 分升等于 100 毫升）

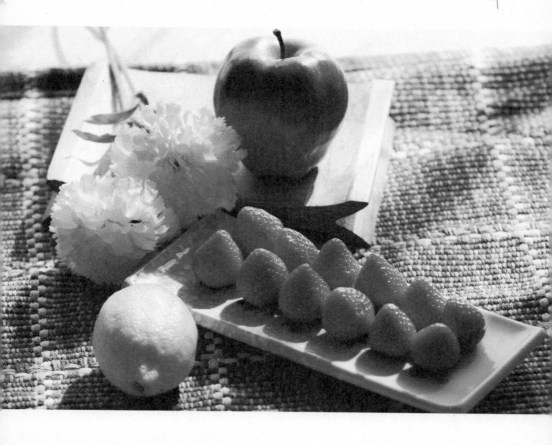

孕妈妈贫血对胎儿的影响

轻度贫血对胎儿无多大影响。

严重贫血者由于血液携氧能力降低，胎盘的血、氧供应不足，会影响到胎儿的生长发育，即使最后能够足月妊娠，孩子生下来也可能出现个子小、重量轻、智力差等缺陷。

另外，贫血产妇所生的新生儿，体内的铁质贮备量也会较低，即使出生时无显著病变，且血色素在正常范围内，但因铁的贮备不足，往往出生后不久便会出现贫血现象。

孕妈妈贫血吃什么

孕妈妈们在日常饮食中，如果能做到均衡饮食、加强饮食调理，养成良好的用餐习惯，不挑食，不把零食当正餐，并且养成科学的生活方式和保持良好的情绪，是可以起到预防贫血的作用的。

● 阿胶

有固本培元、补血养颜功效，要和水煮了吃，像黄色芝麻糊。

● 红糖桂圆紫米粥

紫米提前一个晚上浸泡，桂圆剥壳洗净，跟紫米、糯米一起熬成黏稠的紫米粥，最后加红糖调味。

● 凉拌黑木耳

黑木耳泡发好之后洗净，然后在开水里焯一两分钟捞出，加芝麻油、生抽、醋和少许白糖调味就可以了。

● 炒猪肝

猪肝切成 1 厘米左右厚的片，然后放入一个碗里，加少许料酒、老抽、生抽抓匀，最后放一勺干淀粉抓匀腌制 10 分钟。热锅凉油放猪肝进去翻炒至断生就可以出锅了。

● 红枣汤煮蛋

锅里坐水，加十颗红枣，放几片姜片煮 10 分钟，然后打入鸡蛋煮熟，最后放红糖调味。

● 补血小窝头

玉米粉、豆粉、红枣粉、红糖和成面团，再做成小窝头蒸熟食用。

十一、孕吐怎么办

根据粗略统计，约有半数以上的女性在怀孕早期会出现早孕反应，包括头晕、疲乏、食欲不振、恶心呕吐等。当然，症状的严重程度和持续时间因人而异，多数在孕 6 周前后出现，孕 8 周至 10 周达到高峰，孕 12 周左右会自行消失。

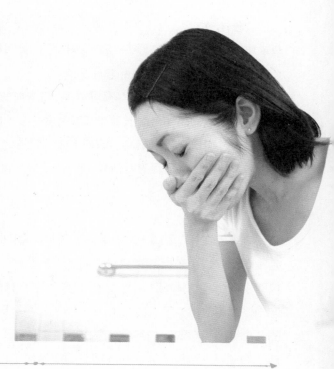

实际上，早孕反应与体内 hCG 增多、胃肠功能紊乱、胃酸分泌减少和胃排空时间延长有关。值得一提的是，并非第一胎没有呕吐反应，第二胎就不会有反应，这取决于孕妈妈当时的身体状态。

实际上，孕吐是一个家庭比较担心的问题，毕竟孕妈妈和生长期的孩子都需要营养，再有营养的东西如果吃不下，那也无济于事。

对于那些轻微孕吐的孕妈妈，注意应以清淡、易消化的食物为主，尽量摄入一些糖类及富含维生素的食物，如烤面包干、苏打饼干、酸奶、豆浆、胡萝卜汁、新鲜水果等。少吃多餐，每餐进食量不要太多，油腻食物最应该忌讳。对于严重孕吐的女性来说，则可能需要住院治疗。

十二、孕早期出血别慌张

"我怀孕了"，这让许多希望成为母亲的女性喜出望外。可惜，天有不测风云，孕早期出血常给准妈妈当头一棒，她们往往看到孕早期出血就会以为是自己"流产了"。实际上，孕早期出血并非都是流产。

少量出血也可能是由孕妈妈的妇科病造成的。例如，宫颈息肉、宫颈糜烂等，因为孕期，孕妈妈体内雌激素和孕激素水平会不断增高，宫颈息肉和宫颈糜烂会明显加重，从而出现阴道出血。这种出血一般是少量的出血或性交时出血，并伴有白带增多。可在生产后再进行治疗。

李女士在怀二胎50多天后，一直有少量的阴道出血，没有腹痛，B超提示胚胎发育良好。由于担心医生检查后会引起流产，每次去医院她都拒绝做妇科检查，只要求医生开黄体酮注射保胎。治疗了一个月症状仍无好转，她精神越来越紧张，连走路都不敢迈步了。经医生再三劝告，她终于做了检查，结果发现出血是宫颈上的一个息肉引起的，并不是流产，不需要保胎。在门诊做了一个小小的息肉摘除术后，问题马上就解决了。陪同前来的家属松了口气："若知道如此，早点听医生的话做个检查就好了！"

虽然李女士虚惊一场，但需要提醒大家的是，黄体酮并非"保胎良药"。临床已证实，滥用黄体酮保胎可能会增加宝宝日后发生癌症的概率。

其他可能的孕早期见红的原因还包括以下几种：

* **着床出血。**受精卵在子宫壁上着床时，可能会在一两天里有轻微的阴道出血现象。受精卵着床发生在受精之后6~7天，乃至10天左右。但不是所有的孕妈妈都会在着床时出血。

* **孕妈妈黄体功能不足。**由于黄体功能不足导致的阴道见红，一般是少量阴道出血，常比月经量少，血液呈鲜红色。主要在孕早期，胚胎、胎心都正常，孕妈妈有时还伴有轻微下腹痛、腰痛及下坠感等症状。如果检查后确诊是黄体功能不足引

起的阴道见红，医生一般建议卧床休息，并给予注射黄体酮，以纠正黄体酮的不足，直至胎盘稳固形成以后。

● **外力的刺激引起的见红。**妊娠过程中，子宫和腹腔本身会处于充血的状态，变得很脆弱。有时候即使只是很轻微的刺激或稍微运动，如内诊、夫妻生活、提重物、受到冲撞等造成的刺激都会引起阴道出血。这种出血量一般很少，1～2天内将止住。这种情况一般不用太担心。

如果出血还伴有腹部疼痛或痉挛性疼痛等情况时就要注意了，有可能是流产或宫外孕。比较罕见的是，阴道出血也可能是葡萄胎的征兆。所以每个孕妈妈一定要在停经40天左右去做一次阴超，看看孕囊在不在宫内，排除宫外孕和葡萄胎。

如果在孕早期出现了出血情况，孕妈妈也不需要惊慌失措，第一时间去医院检查，同时还需要注意以下几点：

◎饮食上注意多喝水、多吃纤维类食物。忌食辛辣、燥烈的食物。维持定期排便习惯，排便时不要用力过猛。

◎尽量避免夫妻生活。妊娠3个月前，尽量避免夫妻生活，以免对胎儿造成影响。

◎适量运动。孕妈妈可以选择散步，散步最好安排在早晨和傍晚。避免激烈运动，以免动了胎气。

◎准时产检。提醒孕妈一定要按时做产前检查，怀孕7个月之前，每个月查一次；7个月以后，2～3个星期查一次；临近预产期，每周查一次，以了解胎位是否正常，是否出现妊娠并发症等，以便能早发现，早纠正，不至于发生意想不到的难产。

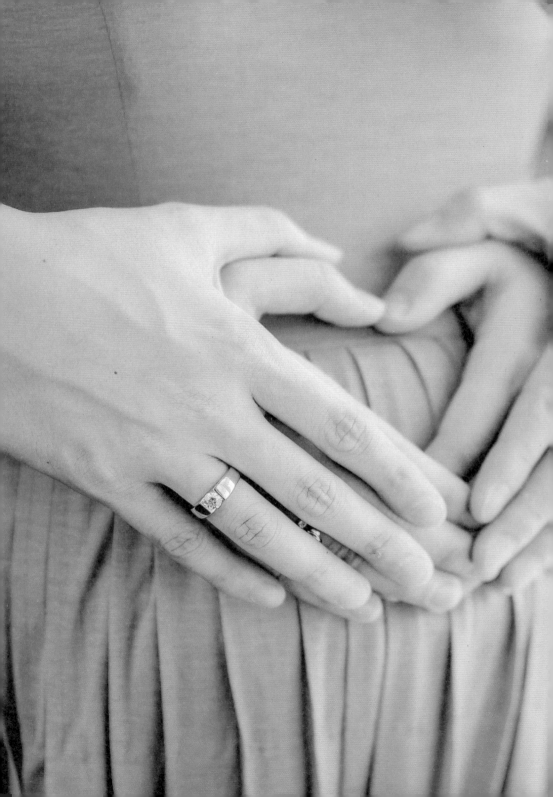

Part 05

孕中期，
别放松警惕

怀孕是一个漫长的过程，

从孕早期的不稳定，

到孕晚期的"如临大敌"，

孕中期，

是不是就能舒舒服服地度过了？

孕中期并不是安全的代名词，

虽然相对舒适，

同样不能掉以轻心，

要想守护好二宝，

有些注意事项还是要警惕哦！

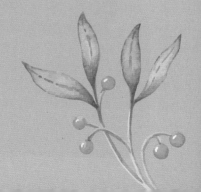

一、胎动——与宝宝交流的密码

在怀孕 18 周（最晚 20 周）后的某一天，当孕妈妈第一次感觉到胎动时，那种惊喜简直是无法用言语形容的，并且终身难忘！其实，胎动不仅是胎宝宝在动而已，胎动也是显示胎宝宝生命活力的重要指标，同时还是母子之间特殊的沟通方式。所以，有人把胎动形象地比喻为"胎宝宝打给妈妈的电话"，实际上胎动更是胎宝宝健康状态的晴雨表。

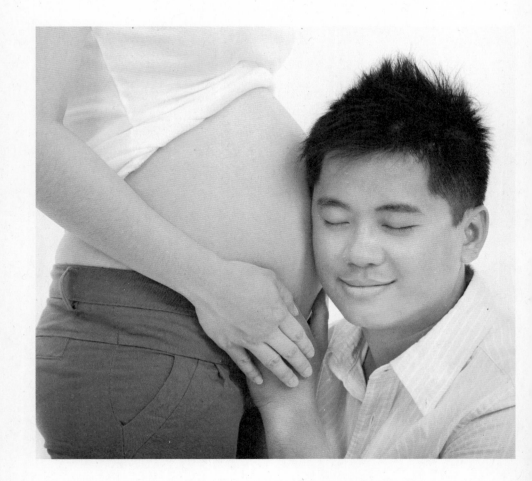

胎动是啥感觉

胎动是发育健康、精力充沛的胎宝宝在妈妈肚子里摸、爬、滚、打……其实在孕 8 周前后，胎宝宝就已经能够主动运动了，不过，孕妈妈还不那么容易察觉，只能通过 B 超看到。随着胎儿和子宫渐渐变大，胎动会明显起来。扭动、翻滚、呼吸等胎宝宝在子宫里的主动运动就是孕妈妈能感受到的胎动。由于孕妈妈的自身状况不同，对胎动的感觉也往往有所不同，有的孕妈妈感觉像是小球在肚子里滚动，有的则感觉像是肠子在蠕动，还有的说好像是气泡在运动，更有趣的说像蝴蝶在肚子里一闪而过……

胎动何时开始

每位孕妈妈感受到胎动的时间都不一样。一般情况下看，大部分初育孕妈妈在孕 20 周前后就能感受到胎动，经产孕妈妈则会出现在孕 16~18 周。此外，皮下脂肪少的孕妈妈会更早感觉到胎动。一般，胎动强度在孕 28~32 周时会达到顶峰，孕 38 周后又逐渐减弱。还有，胎宝宝在孕妈妈肚子里会有睡觉和活动的周期，叫觉醒周期，到宝宝足月时将达到 20 分钟一周期。所以只要妈妈注意监测，胎动是随时可以觉察到的。

差异原因分析

为什么有的孕妈妈很早就能明显地感觉到胎动，而有的孕妈妈则不能呢？

因素1 腹壁厚的孕妈妈感觉稍稍迟钝一些，腹壁薄的孕妈妈到妊娠后期，在宝宝胎动的时候，都有可能从肚子外面看到鼓了一个小包。

因素2 孕妈妈羊水的多少。一般情况下，羊水多的孕妈妈对宝宝胎动的感觉会相对迟钝一些。

因素3 孕妈妈自身敏感度。每个人的感觉灵敏度不同，因此，开始的时候，宝宝的胎动还很微弱，有人会比较敏感，有人就会感觉不到。

胎动有啥规律

正常情况下，从一天来看，胎动在上午 8~12 点比较均匀，下午 2~3 点时最少，傍晚 6 点以后就开始逐渐增多，到了晚上 8~11 时最活跃。从整个孕程来看，平均一天的正常胎动次数，由怀孕 24 周的 200 次，逐渐增加到 32 周的 575 次，再到足月时减少至 282 次。不过，孕妈妈一般不会感觉到那么多的胎动。那么何时是胎动最活跃的时候呢？一般是在孕妈妈吃完饭后，血糖升高、心跳速率加快的这段时间。此外，不同孕期的胎动状态也大有不同。

孕16~20周

胎宝宝运动量：	小动作不激烈
孕妈妈的感觉：	比较微弱不明显，很多孕妈妈会无法分辨
胎动位置：	下腹中央

大盘点：孕16~20周是孕妈妈刚刚开始能够感知到胎动的时期。孕妈妈通常会觉得这个时候胎动像鱼在水中游泳，或是"咕噜咕噜"吐泡泡，跟胀气、胃肠蠕动或者饿肚子的感觉有点像，没有经验的孕妈妈常常会分不清。此时，胎动的位置比较靠近肚脐眼。

孕20~35周

胎宝宝运动量：	动作最激烈
孕妈妈的感觉：	非常明显
胎动位置：	靠近胃部，向两侧扩大

大盘点：这一阶段的胎宝宝正处于非常活跃的时期，将会开始40~50分钟睡眠以及20~30分钟活动的生理循环周期，因此胎动也变得规律起来。由于此时胎宝宝长得还不是很大，子宫内可提供活动的空间又比较大，所以这一时期是胎宝宝活动最激烈的一段时间。孕妈妈可以感觉到宝宝拳打脚踢、翻滚等各种大动作，不但孕妈妈能感觉到，周围人也能看到胎宝宝在宫内的蠕动起伏。此时，胎宝宝的位置升高，一般在靠近胃的地方了。

临近分娩时

胎宝宝运动量： 动作不太激烈

孕妈妈的感觉： 明显

胎动位置： 遍布整个腹部

大盘点： 因为临近分娩，胎宝宝慢慢长大，几乎撑满整个子宫，所以宫内可供活动的空间越来越少，施展不开。而且随着胎头下降，胎动就会越少一些，不及之前频繁，一般只能伸伸小手、动动身体。即使胎动的次数不减，但力度也会变小。胎动的位置也会随着胎宝宝的升降而改变。

温馨提示： 在妊娠 28 周后，胎动部位多在小腹下部。如果小腹下部经常出现胎动，则可视为异常，表明胎位不正常，多为臀位或者横位，容易造成分娩困难，应及时去医院就诊。

如何计算胎动

为了及时了解胎宝宝的健康状况，孕妈妈从怀孕 28 周起，就要自测并记录胎宝宝的胎动情形和次数。可以尝试用以下方法：

方法1 孕妈妈从早上起床后就开始自测胎动，达到10次后就可以不再计数了。有的胎动可每小时就能达到10次，有的可能到晚上才到10次。如果到晚上都没有到10次的话，建议马上去医院检查。

方法2 孕妈妈每天自测3次胎动，分别在早上、中午、晚上各1小时。将这3次测得的胎动总数乘以4，作为每天12小时的胎动。如果每小时小于3次，则要把每次自测的时间延长至2~4小时。这种方法相对比较精准，只是对于要上班的孕妈妈来说可能不太方便。

方法3 如果白天没有时间，孕妈妈可以在晚饭后7~11点之间自测宝宝的胎动，看看出现10次胎动需要多长时间。如果超过3小时，胎动还不到10次的话，需要尽快去医院检查。

温馨提示：计算胎动时，孕妈妈最好采取左侧卧位的姿势，环境要保持安静，心情应平静下来，这样最能确保测量数据的准确性。孕妈妈可以将自测的胎动次数记录并保留下来，在产检的时候给医生参考一下。

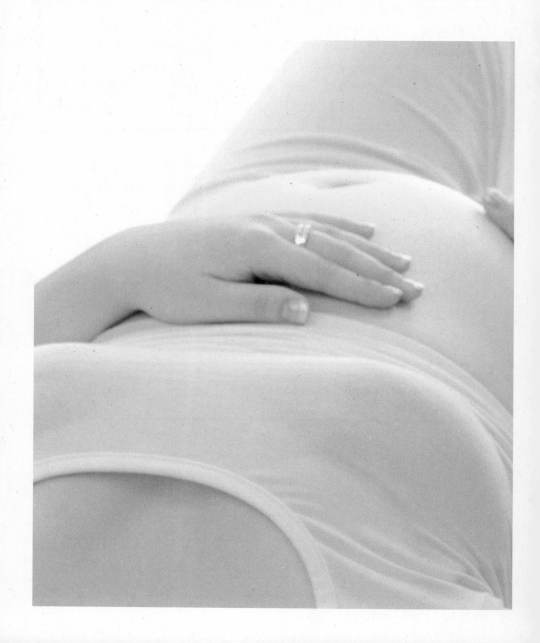

胎动记录表备注

 * 每天早中晚各数胎动 1 小时，并且每次时间要尽量固定，以保证规律性。

 * 12 小时胎动次数 =（早＋中＋晚）×4。

 * 每个胎宝宝都是不同的，你的胎动次数跟其他孕妈妈可能会非常不一样。

 * 连续一串胎动算作 1 次。一跳一跳的"打嗝"不能计入胎动次数。

 * 如果胎动次数与平时的平均胎动次数相比，增减幅度超过 50%，请立即到医院检查就诊。

 * 如果胎动连续 3~4 天明显偏离通常的胎动规律，建议尽快咨询医生。

正常胎动数量

正常明显胎动 1 小时不少于 3~5 次，12 小时明显胎动次数为 30~40 次以上。因个体差异很大，胎动的强弱与次数会有所不同，有的 12 小时明显胎动竟多达 100 次以上，但是只要胎动有规律，有节奏，变化曲线不大，都说明胎儿发育是正常的。胎动正常表示胎盘功能良好，输送给胎儿的氧气充足，胎宝宝在子宫内生长发育健全、很愉快地活动着。胎动的次数并非恒定不变，孕妈妈的运动、姿势、情绪以及强声、弱光和触摸腹部等，都可能引起胎动的变化。

如果 1 小时内胎动数少于 3 次，就需要注意了。此时轻轻刺激一下腹部，再接着计数 1 小时，如果仍然少于 3 次，就要向医生咨询或直接去看医生。

如果计算出相当于 12 小时的胎动次数少于 30 次，就需引起注意，并继续观察。如果仍然少于 30 次，就要及时向医生咨询。

如果当天的胎动次数和以前相比，减少 30% 以上，也应该视为异常，要及时与医生取得联系。

如果连续计数 2 小时的胎动少于 10 次，也需要及时向医生进行咨询。

🦶 胎动异常对策

🦶 胎动突然减少

可能原因：孕妈妈血糖过低、发热。

专家建议：孕妈妈的体温如果持续过高，超过 38℃的话，就会使胎盘、子宫的血流量减少，此时胎宝宝就会变得安静许多。所以，遇到这种情况，为了胎宝宝的健康，孕妈妈需要尽快去医院，请医生帮助。

* 注意休息，随气温变化增减衣物，避免感冒。
* 尽量避免到人多的地方去。
* 经常开窗通风，保持室内的空气流通，适当进行锻炼。
* 多喝水，多吃新鲜蔬菜和水果。

🦶 胎动突然加剧，随后慢慢减少

可能原因：缺氧、遇到外界刺激。

专家建议：高血压、受到外界撞击以及外界噪声刺激等都会使胎宝宝出现类似的反应。

* 有妊娠高血压的孕妈妈，应该定期到医院做检查，不要过度劳累。
* 尽量和他人保持距离，不到嘈杂的环境中去，防止外力冲撞与刺激。
* 保持良好的心态，放松心态，控制情绪。

🦶 急促胎动之后，突然停止

可能原因：脐带的因素，如绕颈、旋转、打结、过细等。

专家建议：好动的胎宝宝翻身打滚时一不小心被脐带缠住，就会出现因缺氧而窒息的现象。

* 一旦出现异常胎动的情况，要立即就诊。
* 坚持每天数胎动，有不良感觉时，马上去医院检查。

二、孕中期控制好体重

孕妇体重增长标准是有相关规定的。如果孕期体重增加过多，反而会影响孕妇和胎儿的身体健康；如果孕期体重增长不足，又会导致胎儿生长受到一定的限制。孕妇首先需要知道自己的孕前体重，并据此计算 BMI（身体质量指数）值。

BMI 值可测量肥胖度，BMI（孕前体重指数）= 体重（千克）/【身高（米）】^{2}。根据孕前 BMI，可以计算出孕期体重可增长的范围：

孕前BMI	18.5以下	18.5～22.9	23以上
孕期增重	12～15千克	10～14千克	7～10千克

一般情况下，怀孕后孕妇体重会逐渐增长，有些家人会把孕妇养得很胖，觉得这样宝宝才能长得好。其实，孕期体重增长是有合理范围的，增长的范围需根据孕妇自身条件，如孕前体重、身高等因素决定。

孕妇体重数据解读是，在孕早期孕妇体重增加 1～2 千克，到了孕中期，体重会增加 5～6 千克，即每周约增加 0.4 千克。孕中期孕妇体重增加主要由于母体生理的改变导致，包括血容积增加、子宫、乳房及相关组织液重量的增加和脂肪的贮存。

孕期体重增长异常的原因

如果体重不增加或增加范围小于正常值，可能是胎儿宫内发育迟缓或孕妇营养不良造成的。如果每周体重增加超过0.5千克，应注意有无异常情况发生，建议去医院检查，以明确原因。孕妇体重增长过快最常见的情况是孕妇营养过剩引起肥胖、羊水过多、妊娠水肿或多胎妊娠。

孕妇在家里可以自己利用母婴安全秤进行体重测量。由于孕妇在怀孕中后期，体形和身体灵活度的变化，在秤的选择上一定要选择大秤面的智能母婴安全秤。

三、肚子大小不等于胎儿大小

肚子里宝宝的大小，在怀孕 27 周左右就会出现个人的区别。因此到了这个时期，在产检的时候，医生会说"是大宝宝、小宝宝"。听到这样的话，妈妈心里不免担忧了："宝宝大或小，有什么影响吗？"

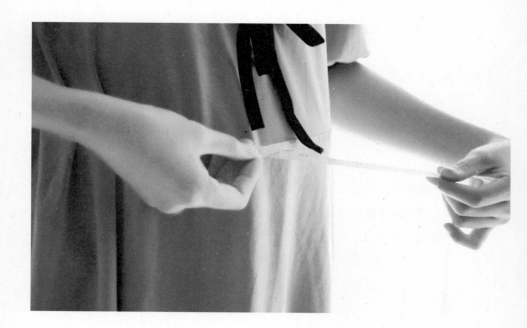

其实就像成人有高矮胖瘦一样，每个宝宝都有自己特点。肚子大小与胎儿大小并不成正比：

● 与羊水有关系

孕妈肚子里羊水如果比较多，则肚子会显得大；反之，有些孕妈的羊水较少，那么肚子自然不显大。

● 与脂肪有关系

不同体态的孕妈，体内蓄积的脂肪都不一样。肚子内部脂肪的多少与肚子的大小成正比。

• 与骨盆有关系

如果骨盆宽，肚子看起来便不会很大；如果骨盆狭窄，那么肚子就会向前凸出来，所以看起来就很大。

很多妈妈担心肚子大，胎宝宝太大了不好生，顺产更是艰难。其实，只要孕妈体重增加在正常范围内，胎儿出现"巨大儿"的情况是可以避免的。很多孕妈在孕期营养补充非常好，自身体重有所增加，体形发胖，也会使得肚子看起来格外大一点。总之，肚子的大小并不与胎儿的大小成正比。评估胎宝宝的体重，孕妈妈可以根据孕期 B 超来测算。

胎宝宝体重的估算值Y（克）公式

公式1：$Y=-4973.72+260.69HC$

公式2：$Y=-2686.60+171.48AC$

公式3：$Y=-2232..56+747.42FL$

公式4：$Y=-2513.51+1049.90FTH$

公式5：$Y=-5168+10097HC+11086AC+143.09FL+331.43FTH$

孕妈妈、准爸爸可以使用其中任何一个公式来估算胎宝宝的体重，不过相比较而言，公式 5 的精度最高。

说明：

英文字母的含义如下，参数可以从 B 超单中查到：

Y：胎儿体重的估算值　　　HC：头围　　　　　　AC：腰围

FL：股骨长　　　　　　　FTH：胎儿腿部皮下脂肪厚度

四、不可忽视的产检：B超排畸、唐氏筛查、三维糖尿病筛查

到了孕中期，二胎妈妈要接受两项加查，甲胎蛋白和母血三联检查，以检查是否存在遗传疾病，例如唐氏综合征和神经管畸形。二胎准爸妈不要过于担心，一般都不会出现问题。即使出来阳性，也不必惊慌，筛查出阳性并不是说孩子就有问题，约有5%的女性会出现筛查阳性，但最后真的产出问题胎儿的很少。另外，在怀孕前1~3个月服用叶酸，且至少坚持服用1个月，能将神经管畸形概率降低1/3。等待检查结果很难熬，但这是怀孕的必经过程。

唐氏筛查

唐氏筛查只需要抽取孕妇空腹静脉血2毫升。有的孕妇还需要继续接受羊水穿刺做进一步检查，然后分析判断胎儿患"唐氏综合征"的风险度。检查结果出来后，二胎孕妈妈可选择是否终止妊娠。

就算筛查结果显示阳性，也不能证明患有唐氏综合征，此时还要结合NT检查的结果、孕早期是否发烧、血液检查是否阳性来综合判断，以确定是否必须做羊水穿刺。总之，最好听从医生的建议，二胎孕妈妈不要独自恐慌。

羊水穿刺检查唐氏综合征最准确

在超过35岁的孕妈妈中，唐氏筛查可监测出80%的患有唐氏综合征的胎儿，但还有20%漏诊。如果高龄妈妈一定要确定自己的宝宝是否患有唐氏综合征，就需要做羊水穿刺。因为羊水穿刺的结果是最准确的，为100%。但是有一定风险，需要权衡利弊再做决定。

彩超排畸

在怀孕 24 周左右，医院会为孕妈妈准备一次彩超排畸检查。因为胎儿 24 周左右时正是大脑突飞猛进的时期，这个时期的胎宝宝结构已经形成，宝宝的大小及羊水适中，在宫内的活动空间较大，胎儿骨骼回声影响较小，图像也比较清晰。孕妈妈可以选择三维彩超或四维彩超进行监测。

三维彩超

三维彩超是立体动态显示的彩色多普勒超声诊断，不仅具有二维彩超的全部功能，还可以进行胎儿头部立体成像，清晰地显示眼、鼻、口、下颌等状态，从而协助医生直接对胎儿是否存在先天畸形进行诊断，包括表面畸形和内脏畸形。

另外，三维彩超还能确定胎儿在子宫的精确位置。

四维彩超

四维彩超不仅具有三维彩超的所有功能，而且在三维彩超图像的基础上加上了时间维度参数，可以实时观察胎儿动态的活动图像。

一般来说，做彩超能看出大方面的畸形，例如新生儿先天性心脏病、唇腭裂、水肿胎、多指和外耳等方面的畸形均可查出。但是，彩超也不是万能的，例如新生儿的耳聋、白内障等就无法监测出来。

二胎孕妈妈必须认识到彩超排畸的重要性，严格按医生规定进行彩超畸形筛查。

糖尿病筛查

糖筛是"育龄妇女妊娠期间糖尿病筛查"的简称，在孕 24~28 周期间进行。筛查前需空腹 12 小时，一般从前一天晚上 12 点开始就不要进食，第二天早上也不吃早餐就能抽血测量空腹血糖。检测时将 75 克葡萄糖溶于 200 毫升水中，5 分钟内喝完，接着在第 1 小时、第 2 小时内各采血测定血糖，三项中任何一项的值达到和超过一项临界值即诊断为妊娠期糖尿病。

参考范围

空　腹　血　糖：	5.1毫摩尔/升
餐后1小时血糖：	10 毫摩尔/升
餐后2小时血糖：	8.5 毫摩尔/升

一些孕妈妈在做血糖测试时会出现数据不稳定的现象，这时医生就会建议进行糖化血红蛋白测试。

空腹血糖和餐后血糖是反映某一具体时间的血糖水平，容易受到进食和糖代谢等相关因素的影响。而糖化血红蛋白是糖尿病诊断新标准和治疗监测的"金标准"。糖化血红蛋白可以稳定可靠地反映出检测前 120 天内的平均血糖水平，且受抽血时间、是否空腹、是否使用胰岛素等因素干扰不大。

五、胎儿"小于实际妊娠周龄"

所谓小于实际周龄（small for gestational age，SGA），指的是胎儿体重小于相同怀孕周数的胎儿体重分布生长曲线族群的 10%。有些二胎准妈妈身材比较娇小（如 45 千克以下），所生下的宝宝有可能会出现小于实际周龄的情形，然而这种状况是不必追究其原因的，因为宝宝日后通常也可以生长得不错。由此可知，小于实际妊娠周龄并不等同于胎儿生长迟滞，两者分属不同的概念。

如何预防与治疗胎儿生长迟滞

为了避免胎儿有生长迟滞的情形，二胎准妈妈应该尽量远离危险因素，做好产前的预防或治疗工作。

● 避免劳累，多卧床休息。休息可能是胎儿生长迟滞治疗中最有效的方法。因为适度休息可增加子宫胎盘血流量，促进胎盘血流畅通，使胎儿发育更健康，也可预防早产，特别是对于双胞胎妊娠更为重要。

● 注意孕期健康。怀孕期间要避免有害的生活方式，如抽烟、喝酒，随时注意自身健康。

● 补充完整营养。高热量的饭食（但不是高蛋白）和胎儿出生体重增加有明显关系，多食用高热量饭食有助于减少低出生体重的发生率。

● 评估提早生产的必要性。对生长迟滞的胎儿而言，如果子宫内环境有可能危及胎儿的健康，应考虑是否提早生产。

● 定期产检掌握生长状况。二胎准妈妈不能忽略产检的重要性，唯有配合定期产检，才能掌握胎儿的生长状况，早发现早治疗，减少因为胎儿生长迟滞所带来的风险。

六、胎盘位置早检测

有的孕妈妈在做常规的 B 超检查时，医生会告知可能存在"胎盘前置"。孕妈妈听后几乎都会顿时心情不好，各种担心。

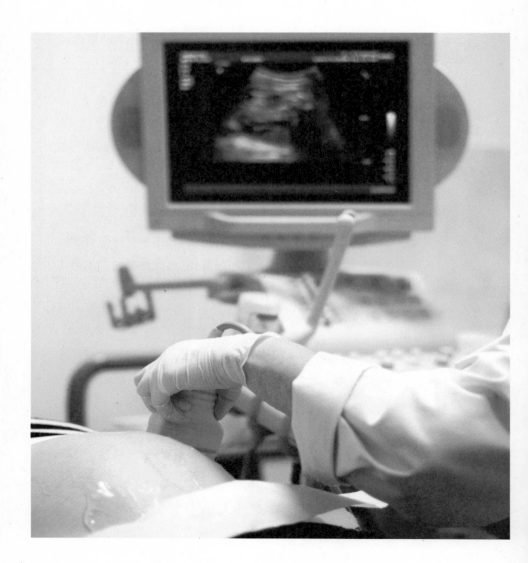

什么是前置胎盘

简单说就是孕妈妈的胎盘长在了异常位置，使得胎盘部分或者是全部覆盖了宫颈口，这就被称为"胎盘前置"。在孕中期，最常见的是低位胎盘和边缘性胎盘前置。如果是这样的话，孕妈妈不用担心，因为子宫是朝向肚脐方向向上生长的，会逐渐离开宫颈口，这样就没有什么问题了。而且有的孕妈妈只是前置胎盘状态，到了孕晚期会回到正常位置。

前置胎盘常见吗

每200个孕妈妈中就有1个会出现前置胎盘；30岁以上的孕妈妈比20岁以下的更容易发生；对于曾经有过生育史，特别是剖宫产、流产后清宫术的孕妈妈来说，发病率更高；再者吸烟、多胎妊娠的孕妈妈也会增加出现风险。

前置胎盘的主要症状是什么

前期可以通过B超检查发现；可能会伴有出血，并且出血时无痛感。前置胎盘最主要的问题是产道被堵塞，孕妈妈不能进行自然分娩。而且一旦出血，那么早产的可能性就会加大。

前置胎盘的孕妈妈要怎样做

孕晚期之前孕妈妈什么都不用做，更不需要为此烦恼。因为到了孕晚期很多前置胎盘会自己矫正。即便是在孕晚期，孕妈妈被诊断出仍是胎盘前置，只要不出血，就不是很有必要治疗，你只不过是不能顺产而已。但是，孕妈妈需要注意的是：一旦在孕晚期出现出血、早产等迹象，你需要立即卧床休息，让骨盆得到充分休息，并且要密切监测自己的身体情况。

一胎剖宫产的孕妈妈，二胎出现前置胎盘的概率更高
根据目前医学界的数据，第一胎剖宫产，二胎出现前置胎盘的概率会增加5倍。而前置胎盘是妊娠晚期出血的主要原因之一。
为了更好地保证产妇和胎儿的安全，有二胎计划的头胎孕妈妈，最好选择顺产。

七、宫颈机能不全提防小产

　　小芳在怀孕 22 周多时出现了少许阴道流血，她立即到当地县级医院就诊，医生检查发现宫颈口已开，羊膜囊凸出宫颈外口有 3 厘米，医生告诉她这种情况属于"难免流产"，胎儿保不住了。此时，小芳依旧没有明显腹痛，医生给她点滴了缩宫素，并排出了流产胎儿。

　　今年，小芳第二次怀孕，到 20 周时，感到阴道分泌物比平时多，她马上到医院就诊。阴道窥器检查显示，她的宫颈口已经张开，羊膜囊凸出于宫颈外口约 2 厘米，没有明显的子宫收缩。医生为她做"紧急宫颈环扎术"，术后进行了积极安胎治疗。

　　医生解释说，小芳得的是"宫颈机能不全"，由于先天或后天性各种原因，产妇的宫颈结构变化，宫颈内口形态及功能异常，怀孕时宫颈内口难以承受逐渐增大的胎儿的重量，悄无声息地扩张，导致胎儿被排出体外。整个流产过程短，孕妇轻度腹痛，或者仅有轻度下坠感觉，胎儿和胎盘无异常发现。

　　宫颈机能不全也被称为子宫颈闭锁不全。有数据表明，每 100 个孕妈妈中就有 1 ~ 2 个会出现这种症状，而这一症状正是引发早产、流产的重要原因之一，并且有可能造成妊娠中期习惯性流产。那么，宫颈机能不全究竟是怎么一回事呢？让我们一起来了解一下吧。

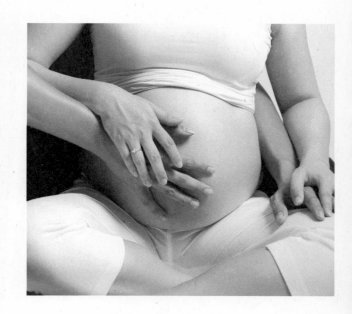

宫颈机能不全的原因

宫颈机能不全的原因包括先天性子宫颈发育异常和后天性子宫颈伤害。其中先天性原因主要是由于局部肌肉或神经发育不健全所致，即先天性子宫颈功能衰弱。后天性原因则大部分与人工流产手术或子宫颈相关手术等有关，例如，曾接受子宫扩刮术等人工流产手术、曾接受子宫颈癌初期的子宫颈锥状切除手术或镭射手术、前一次分娩或多次分娩时曾造成子宫颈极度拉伸或严重撕裂等，都有可能导致宫颈机能不全。

宫颈机能不全的对策

宫颈机能不全的诊断通常是在妊娠中期。一般孕妈妈会在怀孕 14 周时接受阴道子宫颈评估检查，对于曾生育早产儿或有不明原因流产史的孕妈妈来说，这项检查是非常必要的。现在也可以通过超声波对子宫颈的早期扩张进行诊断。

一旦诊断出有此症状，医生会建议孕妈妈在怀孕 14 ~ 16 周时实施 McDonald 子宫颈缝合手术，即利用特殊的缝合线将子宫颈缝紧，以预防早产、流产的发生。但这种手术可能伴随破水、出血或感染等不良反应。当手术失败、紧急流产或分娩发动时，都应立即松开缝合线，否则可能导致严重后果。

八、妊娠期糖尿病做好饮食控制

妊娠期糖尿病是指妊娠期间出现的糖尿病。众所周知，糖尿病是由于体内负责糖代谢的胰岛素不足所造成的。因为孕妈妈要承担自身和胎儿两方面的糖代谢，对胰岛素的需求量自然也增加了。然而在孕中晚期，胎盘分泌的胎盘生乳素、雌激素、孕激素和胎盘胰岛素酶等都会抑制胰岛素的分泌，并且随着怀孕月份的增加，孕妈妈对胰岛素的利用会越来越低，这都导致了胰岛素相对不足，产生糖代谢障碍。而二胎准妈妈发生妊娠糖尿病的概率比适龄女性更大。

妊娠期糖尿病一般都发生在怀孕中晚期。糖尿病会造成糖代谢障碍以及人体广泛的血管病变，使血管壁变厚、变窄，导致人体重要脏器供血不足，从而引发妊娠期高血压、肾脏病、心血管病变以及中风等一系列严重后果。不管是在孕前还是孕后患糖尿病，对人体的危害都很大，必须高度重视。

生活调理

在这告诉大家：患妊娠糖尿病的准妈妈的运动应以不引起宫缩、准妈妈心率正常为原则。

准妈妈应在孕24~28周进行"糖筛"，以便及早发现妊娠糖尿病，及时开始治疗。

大多数发现早的准妈妈通过饮食控制就可以将血糖维持在正常水平。为避免并发妊娠糖尿病的风险，如果你有以下情形中的1种或1种以上，我们建议你在孕24~28周去医院做糖尿病筛查：

◎有糖尿病家庭史。

◎孕期尿糖多次呈阳性。

◎年龄大于30岁，体重大于90千克。

◎复杂性外阴阴道假丝酵母菌病。

◎反复自然流产。

◎本次妊娠胎儿偏大或羊水过多。

表5-1　　预防妊娠期糖尿的饮食控制

膳食纤维可降低胆固醇量	建议逐渐提升到每天40克的摄取量
粗杂粮	如莜麦面、荞麦面、燕麦片、玉米面等含有多种微量元素、B族维生素和膳食纤维，有延缓血糖升高的作用，可用玉米面、豆面、白面按2:2:1的比例做成三合面馒头、烙饼、面条等长期食用，既有利于降糖降脂，又能减少饥饿感
可以适量食用牛奶、鸡蛋等低嘌呤食品，适当少吃豆制品	豆制品吃多了会加重肾脏的负担，诱发糖尿病肾病
严格控制糖果、饼干、红薯、马铃薯、粉皮等高糖类食品的摄入，对主食也应有一定控制	劳动量轻时摄入量为每日200~250克
适当减少水果	尤其是高甜度水果的食用

患妊娠糖尿病的准妈妈，营养需求与正常准妈妈相同，主要在于控制饮食。

九、小心妊娠期高血压

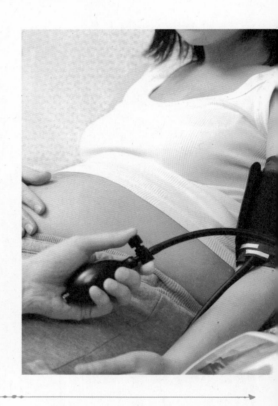

妊娠期，如果不注意调理的话，一些原本没有原发性高血压病史的肥胖准妈妈，也可能会患上妊娠期高血压综合征。由于年龄较大，二胎准妈妈的患病概率也相对比较大。

妊娠期高血压综合征是指妊娠20周后准妈妈收缩压高于140毫米汞柱，或舒张压高于90毫米汞柱，或妊娠后期比早期收缩压升高30毫米汞柱，或舒张压升高15毫米汞柱，并伴有水肿、蛋白尿的疾病。妊娠期高血压病的主要病变是全身性小血管痉挛，可导致全身所有脏器包括胎盘灌流减少，出现功能障碍，严重时可能出现胎儿生长迟滞。

生活调理

保持心情舒畅，精神放松，卧床休息时尽量采取左侧卧位。正常情况下，准妈妈在孕晚期都会有足部水肿，但妊娠高血压症导致的水肿通常会出现在怀孕第6～8个月，且会发展到眼睑部位。如果发现体重每周增加多于0.5千克，同时伴有水肿的情况，就要尽快去医院检查。

实行产前检查是筛选妊娠高血压症的主要途径。妊娠早期应测量1次血压，作为孕期的基础血压，以后再定期检查。尤其是在妊娠36周以后，准妈妈应每周观察血压及体重的变化、有无蛋白尿及头晕等症状，做好自觉防控工作。

表5-2 控制饮食预防妊娠高血压综合征

热量摄入要控制	特别是孕前体重就过重的肥胖准妈妈，应少食用或不食用糖果、点心、饮料、油炸食品以及含脂肪高的食品
多吃蔬菜和水果	准妈妈每天要保证摄入蔬菜和水果500克以上，有助于防止原发性高血压的发生
减少食盐的摄入	食盐中的钠有贮留水分、加重水肿、收缩血管、提升原发性高血压的作用。发生轻度原发性高血压时，可不必过分限制食盐的摄入，只要不吃过咸的食物就可以了，每天摄入的盐量以不超过10克为宜；发生中度、重度原发性高血压时，尤其要限制食盐的摄入，每天摄入量分别不超过7克和3克。另外，发酵粉、鸡精中也含有钠，要注意限量食用，具体的情况最好去专科医院就诊，按照医嘱执行
摄入足够的优质蛋白质和必需脂肪酸	妊娠中、后期是胎儿发育的旺盛时期，需要足够的蛋白质。同时，由于蛋白尿的发生，会从尿液中损失一部分蛋白质。所以除了并发严重肾炎者外，一般不必限制蛋白质的摄入。而必需脂肪酸的缺乏，往往会加重病情，所以宜多吃植物油，增加必需脂肪酸
禽类、鱼类	禽类、鱼类中含有丰富的脂肪酸和牛磺酸，这两种成分可调节血压的高低。大豆中的蛋白质也能降低胆固醇，从而保护心脏和血管

十、瘙痒小心肝内胆汁淤积症

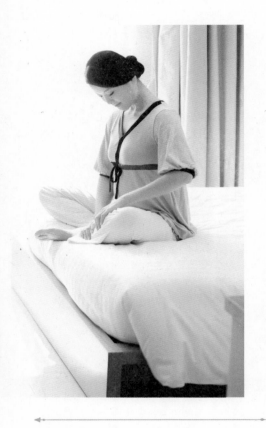

孕妇彭女士被家人送到医院来的时候，身体出现严重的水肿，甚至眼睛都快要睁不开了，家人说是因为多喝了几杯水。有多年临床经验的医生当时便觉不对劲，经过一番详细的询问和检查，原来彭女士在1周前便不时感到身上很痒，婆婆说可能是秋季细菌多，衣服要消毒，把彭女士的衣服都洗了一遍。但情况并未得到好转，白天还好，一到夜晚就奇痒。彭女士丈夫说是因为秋燥的原因，叫她多喝点水。没想到彭女士猛喝了两天水之后，不仅"痒"未消退，身体还浮肿得吓人，这才送到医院来做检查。经查，原来是妊娠期肝内胆汁淤积症，这才明白了原因，及时得到了治疗，幸而没有对腹中胎儿造成影响。

肝内胆汁淤积症的一大临床表现是皮肤瘙痒，孕妈妈在无皮肤损伤的情况下常持续性的出现这一症状。若是在秋季，大部分的人都会以为是天气干燥所致。

三大症状早分辨，肝内胆汁淤积风险大

妊娠期肝内胆汁淤积症是妊娠中、晚期特有的一种并发症，临床上以皮肤瘙痒和黄疸为主要特征，虽然这种妊娠期疾病看似不起眼，却对胎儿有着非常大的影响。近年来临床上屡有因为这一疾病导致胎儿死亡或是出生缺陷的案例发生。究其原因，

最大的"凶手"莫过于孕妇对这种疾病的疏忽，才导致本可以尽早解决的小问题发展成为不可挽回的大遗憾。干燥的秋季正是这一妊娠疾病高发的季节，该怎样判断自己是患有这种病症，还是正常的皮肤干燥、瘙痒呢？

判断肝内胆汁淤积，要从三个方面去对照它的临床表现：

首先，患者的瘙痒情况呈持续性，白昼轻，夜间加剧，一般从手掌和脚掌开始，扩展到四肢甚至是面部。

其次，如果瘙痒情况严重，还会出现失眠、疲劳、恶心、呕吐和食欲减退等各种生理反应。

最后，部分患者在瘙痒发生后会出现轻度黄疸，黄疸会使羊水受到污染，带来新生儿窒息的风险。

对照这三点，二胎孕妈妈如果发现问题要及时与医生沟通，不可以存在侥幸心理。

胆汁淤积别"私了"，谨慎治疗很关键

怀揣着一个小生命，让每一个孕妈妈都变得小心翼翼，就像得了宝贝的小孩，整天护着"它"，生怕一个不小心被别人抢走了。与腹中胎儿呼吸与共，感受着生命与生命之间无微不至的交融，是每个孕妈妈的幸福。所以，一切会影响到胎儿健康的疾病都不是小事，需要谨慎处之。肝内胆汁淤积症是孕妇妊娠期的一个不可忽视的疾病，关系到胎儿能否健康顺利分娩，孕妈妈一定要引起重视。

十一、开始预防妊娠纹了

怀个孕，身体变化好巨大，最明显的莫过于怀孕过程中被撑大的肚皮，几乎每个孕妈妈或多或少都会有一些妊娠纹。所以在肚子开始变大的怀孕中期，不管你选择了哪个品牌的除纹霜滋养乳液，此时就可以开始使用了。等生完卸货了才开始擦拭，那时早已错过了最佳时机，莫过于亡羊补牢。

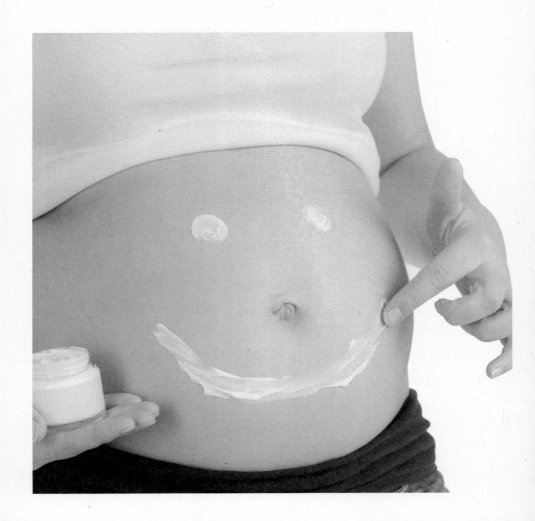

最佳的除纹滋养乳液的涂抹时间

孕妈妈可以在洗完澡后或是睡前，对肚皮涂抹除纹霜，涂抹的时候可以顺便跟宝宝说说话，培养你们之间的感情。

如果胸部这段时间大得很快，记得胸部皮肤也要擦点除纹霜。此外腰侧、腰后、大腿内外侧、腹股沟、臀部和臀部下方，这些部位都要记得一并进行保养。

饮食上下功夫，辅助防止妊娠纹

饮食疗法向来被许多孕妈妈忽视，实际上运用得当可辅助防止妊娠纹。首先是控制糖分的摄入，少吃甜食，避免血糖上升；其次多吃富含胶原蛋白的食物,如鱼类、猪蹄、鸡爪、肉皮、鸡翅等；最后是多吃富含维生素 A、B 族维生素和维生素 E 的食物，可增加皮肤弹性，让肤质光滑细腻，这方面的食物有牛奶、鸡蛋、动物肝脏等。

合理补充蛋白质可预防妊娠纹

蛋白质是生命成长过程中最重要的营养素之一，而怀孕进入中期，不只是孕妈妈需要养分，宝宝对于营养的需求也大幅增加。因此，孕妈妈怀孕中期每天摄取的蛋白质应增加 50%。

蛋白质摄取计算公式：	（身高 -110）× 3.75克 = 你所需要的蛋白质

怀孕中期的孕妈妈要按照你所需的蛋白质量，再加上 50%，所得的量便是你在未来 3 个月中每天必须要摄取的优质蛋白质量。

以怀孕初期一个身高 160 厘米的女生为例，理想体重是 50 千克，只要身体一切正常，一天所需的优质蛋白质约为 187.5 克。进入到怀孕中期，必须增加约 94 克，也就是说一整天必须摄取总量约 281 克的肉类来补充相应的蛋白质。

这样乍看之下好像很多，不过分配到三餐之中的话其实刚刚好呢。请依照 6:5:4 的比例把一天之内该吃的肉类分配到三餐之中，即早餐约 113 克的肉类，午餐约 94 克，晚餐约 75 克。

也可以把增加的肉类平均分配到早餐和午餐中，早餐和午餐的肉类都要达到约 131 克；或选择在下午吃一块去皮的炸鸡，把晚餐所需要摄取的蛋白质移到下午这个时间段吃掉，在白天把肉类吃掉身体也有充裕的时间来消化和吸收。

✿ 减少妊娠纹，补充胶质很重要

从现在开始，要在孕妈妈的饮食清单中加入一项重要营养素——胶质。多补充胶质，可以增加肚皮的延展性，在肚子慢慢被撑大的过程中，减少妊娠纹的出现。

除了大家熟悉的猪脚以外，鸡脚、牛筋、猪皮以及海参，都含有丰富的胶质。胶质跟其他营养素相比的一个明显好处就是耐久煮，不会因为烹调时间过长而导致营养素流失。因此我们可以用卤的方式来料理，既能吸收到营养，同时也可以享受超级美味。

建议孕妈妈每周至少要补充三次胶质，每次大约 1/2 碗，以猪皮来说大约是巴掌大小的就可以了，大一点的鸡脚，差不多 2 只的分量就很足够了。

✿ "防纹"技能：肚皮舒缓除纹按摩法

除了在吃上面下功夫，"防纹"技能还少不了肚皮按摩。下面介绍一种有效的按摩方法，孕妈妈不妨尝试一下。

开始按摩前先做好准备，先做几个深呼吸，让自己放松，也可以把双手手掌搓热，再涂上自己惯用的除纹霜。

* 双手手掌交替，以顺时针的方向绕着肚皮涂抹除纹霜，持续打圈按摩 3 ~ 5 次，让除纹霜得到很好的吸收，手掌的热度与皮肤的抚触，也有助于让你和宝宝都得到舒缓。

* 接下来照顾下腹部，双手交替由下腹部往上抚滑到肚脐处，同样重复 3 ~ 5 次。

* 由肚子两侧往肚脐方向轻推抚滑，重复 3 ~ 5 次，整套的肚子按摩手法用时 10 ~ 15 分钟。

* 最后也请将双手轻柔地安放在肚子上，以此作为按摩的尾声，同时感受一下宝宝和你的互动，并趁着这个时候和宝宝说说心里的话，将你满满的爱传递给宝宝。

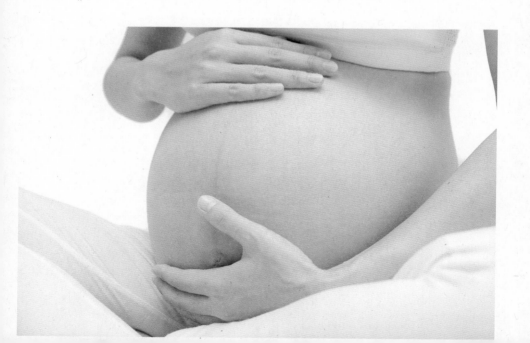

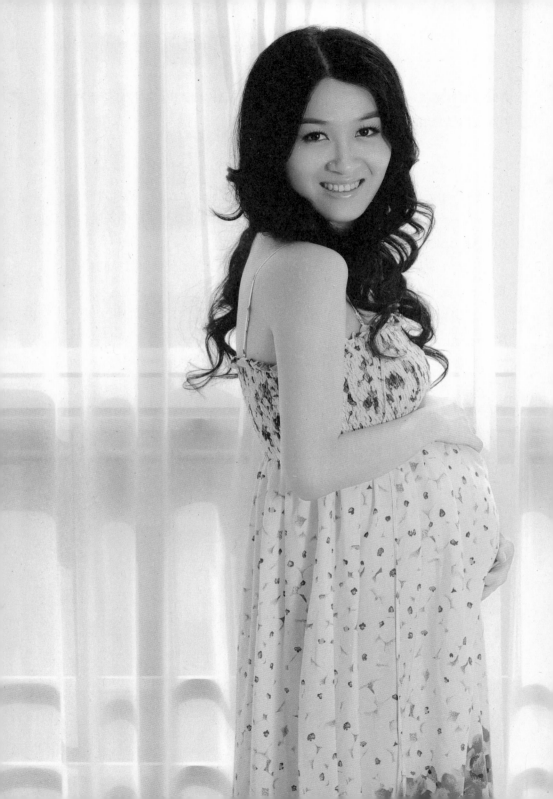

Part 06

孕晚期，
好好生下

终于迎来了孕晚期，

仿佛和二宝的相会就近在眼前了，

巴不得下一刻就能见面，

但期盼的同时，

需要考虑的问题还是那么多，

这一胎是剖还是顺呢？

各种妊娠并发症还好吗？

就算已经生过大宝，

谁也不是天生的妈妈，

每一胎都小心翼翼，

这股足了10个月的气，

再坚持一下，

直到把二宝好好生下来。

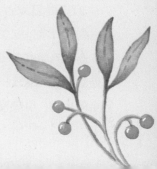

一、自己可以进行的胎动监测

终于到孕晚期了，二胎孕妈妈的孕育之路已经成功了一大半，但是新的担心又会来临，这个时候如果一旦出现了什么异常情况，压力也是最大的。而且进入孕晚期，二胎孕妈妈身体方面的变化会比较大，一些不适的症状也更加明显，不仅考验二胎孕妈妈的身体，也在考验二胎孕妈妈的心理。

这时候二胎孕妈妈对于宝宝的监测通过自数胎动次数就基本可以掌握了。一般来说，在正餐后卧床或坐位计数，每日3次，每次1小时。每天将早、中、晚各1小时的胎动次数相加乘以4，就得出12小时的胎动次数。

正常情况下，平均每小时胎动在3次以上，12小时胎动30次以上（最多能达百次），表明胎儿情况良好，少于20次意味着胎儿可能有宫内缺氧，少于10次说明胎儿有危险。如12小时胎动小于10次，或逐日下降50%而不能复原者，说明胎儿在宫内有异常，应立即到医院检查。连续胎动或在同一时间感到多处胎动，只能算一次胎动，等完全停止后，再接着计数。

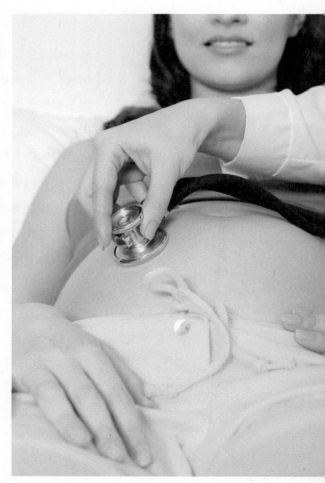

自我胎动检测

胎动计数

胎动是胎儿在母亲体内安危的重要标志。

孕 30 周开始每天晚上 6~10 点之间数胎动 1 小时，每小时胎动次数 ≥ 3 次为正常。若每小时胎动次数 < 3 次或胎动次数比平时减少一半，以及胎动突然频繁，应继续再数 1 小时，仍未好转，应速去医院。

孕周	30	1	2	3	4	5	6	31	1	2	3	4	5	6
日期														
胎动														
孕周	32	1	2	3	4	5	6	33	1	2	3	4	5	6
日期														
胎动														
孕周	34	1	2	3	4	5	6	35	1	2	3	4	5	6
日期														
胎动														
孕周	36	1	2	3	4	5	6	37	1	2	3	4	5	6
日期														
胎动														
孕周	38	1	2	3	4	5	6	39	1	2	3	4	5	6
日期														
胎动														
孕周	40	1	2	3	4	5	6	41	1	2	3	4	5	6
日期														
胎动														

二、二胎一定会早产吗

准备生二胎的妈妈都时刻关注着腹中宝宝的情况。有人说，第二胎会提前生，是这样的吗？生二胎容易早产吗？其实这可不一定哦。到底会不会早产，具体要看孕妈妈的情况和宝宝的发育情况，孕妈妈们不要过多地担心。

预产期不准，提前两周分娩很正常

预产期是根据人类平均妊娠时长"推算"出来的孕妇预计分娩日期。妊娠期全过程从末次月经第一日开始计算，平均约 40 周。临床上为了方便计算，通常采用末次月经的月份加 9 或减 3 算得预产期月份，日期加 7 来推算预产日期。

对于记不清末次月经和尚在哺乳期未恢复月经就又怀孕的二胎孕妈妈，临床上也常采用早孕反应出现时间、胎动开始时间、子宫宫底高度、B 超检查等来帮助推算预产期。

正如平均身高并不能用来预测实际身高，预产期也不能被认定为实际分娩日期。而且，临床常用的预产期推算方法，并不考虑不同月份在天数上的差异，本身就存在一定的误差。另外，孕妇记不清末次月经日期或者月经周期不准都可能让推算的预产期不准确。再加上不同胎儿在宫内发育存在一定个体差异，实际分娩日期同推算的预产期可能存在 1 ~ 2 周的时间差。

孕产期的自行计算

计算孕周时，在妇产科检查中一般都从末次月经的第一天开始算起。从末次月经的第一天开始，整个孕期是 9 个月零 7 天，共 280 天。每 7 天为一个孕周，共计 40 个孕周。每 28 天为一个孕月，共 10 个孕月。

有的孕妈妈会有疑问，认为不可能是来月经的那天怀孕的。这话很对，通常怀孕要在月经后的 14 天左右，于是就有受精龄的问题。受精龄是从受精那天开始算起，即 280 减去 14，共 266 天，38 个孕周。

由于末次月经的第一天比较好记忆，医生计算孕周时，通常从末次月经第一天开始计算。对月经不准的孕妈妈，胎龄常常和实际闭经时间不一致，需要结合 B 超、阴道检查、发现怀孕的时间、早孕反应的时间、胎动的时间等指标来进行科学推断。

表6-1 孕妈妈该知道的数字

胎儿在母体内生长的时间	40周，即280天
预产期计算方法	末次月经首日加7，月份加9或减3
妊娠反应出现时间	停经40天左右
妊娠反应消失时间	妊娠第12周左右
自觉胎动时间	妊娠第16~20周
胎动正常次数	每12小时30~40次，应不低于10次。早、中、晚各测1小时，将测得的胎动次数相加乘以4
早产发生时间	妊娠第28~37周内
胎心音正常次数	每分钟120~160次
过期妊娠	超过预产期14天
临产标志	见红、阴道流液、腹痛，每隔5~6分钟子宫收缩1次，每次持续30秒以上
产程时间	初产妇12~16小时，经产妇6~8小时

三、腹痛剖析，不可忽视的征兆

随着怀孕周数的增加，孕妈妈的肚子也越来越大了，各种各样烦恼的事也随之越来越多。尤其是肚子痛这个问题，困扰了不少眼看就要当妈妈的孕妇们。腹痛究竟是生产的征兆，还是疾病的警告？妇产科医生提醒各位二胎孕妈妈，不同的腹痛有着不同的意义，得格外注意。

家住南宁市友爱路的吴女士，就因为在腹痛时及时前往医院诊治，挽回了一个健康的孩子。在怀孕到了 36 周的时候，吴女士突然出现了密集的腹痛。一小时居然出现了五六次腹痛，痛的时候肚皮发紧，但是阴道却又没有流血，这是以往都没有的症状。当晚，吴女士发觉情况还没有好转后，赶紧到医院进行了检查，医生告诉她这是早产先兆，需马上住院安胎。经过治疗后，吴女士才成功地抑制了宫缩，避免早产。一直到 39 周，她顺利地产下了一个健康的小宝宝。

在整个怀孕期间，孕妈妈都可能会产生腹痛。而在孕早期和妊娠 33 ~ 36 周时，腹部阵痛、阴道流血等可能是早产的先兆。当然，有的腹痛也是正常的生理现象，可能是即将临盆的表现。所以，在这个时候，孕妈妈得时刻留意各种不同的腹痛，才不会误判，保证生下一个健康的宝宝。

🐾 如何区分宫缩性疼痛

如何区分肚子痛和宫缩性的疼痛？一般的肠胃炎引起腹痛是出现在胃部，也就是腹部的上方，症状有拉稀便、呕吐等。而子宫收缩引起的疼痛，是阵发性的，摸肚子可以感觉肚皮一阵阵地发硬。另外，阑尾炎也会引起腹痛，这种疼痛是持续性的，还会随着病情的发展而加剧。

假性宫缩与真宫缩（临产宫缩）的区别

孕妈妈在怀孕中后期，由于增大的子宫开始慢慢地下降，另外，胎头下降使骨盆受到的压力增加，孕妈妈经常会出现"感觉肚子往下掉，背都伸不直"的症状，这就是"假宫缩"。从女性怀孕 28 周开始，腹部会时常出现假宫缩的现象。假宫缩的出现无规律，程度也时强时弱。那么假宫缩与真宫缩有区别吗？

* 临产宫缩更加规律，强度更大，且伴有宫颈扩大、胎头下降，并可能有少量阴道流血。而假性宫缩没有这些现象。

* 临产的子宫收缩，是有规则性的。初期间隔时间大约是 10 分钟一次，孕妈妈会感到腹部阵痛，随后阵痛的持续时间逐渐延长，至 40 ~ 60 秒。之后疼痛程度随之加重，间隔时间缩短，3 ~ 5 分钟一次。当子宫收缩出现腹痛时，可感到下腹部很硬。宫缩像浪潮一样涌来，阵阵疼痛向下腹扩散，或有腰酸和排便感，这是为宝宝出生在做准备哦。

假性宫缩频繁的处理

假宫缩一般在分娩前的一个月左右就会出现，随后，二胎孕妈妈会感觉宫缩频率越来越高。计算宫缩时，如果每小时宫缩次数在 10 次左右就属于比较频繁的，应及时去医院治疗，由医生鉴别宫缩的性质，以防早产。如果宫缩次数不是很频繁，也没有腹痛，注意休息就可以了。

需要注意的是，不要自行用药，以免药物使胎儿受到损伤。而且，服用药物一般也不能缓解宫缩。这时比起吃药，孕妈妈更应该注意休息，尤其不能刺激腹部。

几种腹痛需小心

早产和临产一样会有迹象，如腹痛、见红或者破膜等。如果在37周前出现临产表现，二胎孕妈妈就要注意是否出现早产；如果怀孕37周以后出现阵发性的腹痛，同时伴有肚皮阵发性变硬、疼痛，二胎孕妈妈就要注意是否要临产了。

下腹疼痛：当孕妈妈出现腰部酸痛、腹部下坠感沉重等异状时，应就医检查。另外，如果兼有腹部发硬，又流出咖啡样褐色的血液，就要警惕是否会早产或者流产。

急腹症：肠胃炎、肠梗阻、阑尾炎、尿路结石、肾结石、子宫附件包块扭转等，也会引起腹部疼痛。急腹症的痛疼可能会刺激子宫收缩，引起流产或者早产。

宫缩疼痛：在怀孕中、晚期，孕妈妈的子宫收缩频率可能会越来越密集。一般的假宫缩疼痛会出现在晚上，白天就会消失。这种假宫缩疼痛的频率不一致，持续时间也不恒定，一天只有2~3次，而且不会感觉很严重。这种疼痛，如果持续时间不长，就是正常的生理现象，孕妈妈大可放心。

如果是先兆流产的宫缩，会出现规律性的宫缩疼痛。如果达到了每小时3~4次的密集收缩，或是感觉疼痛剧烈，孕妈妈就要特别注意了，这属于需要及时处理的先兆流产。这时候，孕妈妈应该及时赶往医院，采取措施抑制宫缩，否则就可能触发早产。

在足月后，宫缩疼痛也是临产开始的重要标志。孕妈妈就会出现有规律且逐渐增强的腹痛，持续时间一般在30秒以上，间隔时间为10分钟左右，这种情况就说明宝宝即将要出生了。

总之，当孕妈妈出现腹部不适的时候，最保险的办法就是到医院，让医生进行专业的检查，以免贻误了病情。

四、体重增长不超过6千克

孕晚期，孕妈妈的体重就像脱了缰的野马，很容易超标，结果导致生出巨大儿甚至难产。因此，越是到孕晚期，二胎孕妈妈们越要注意合理饮食，以免体重增长过快。最好能根据体重，科学地控制食量。

这时期孕妈妈即使没有怎么吃东西，体重也会迅速增长，胸部和腹部急速增大，至生产前会增加 5 ~ 6 千克。有些孕妈妈还会出现胃灼热、消化不良、腿部抽筋等情况，这些都是正常情况，不必担心。

当然，体重指数本身高于 24 的，体重增长可以小于 5 千克；体重指数小于18 的，体重增长在 6 ~ 7 千克都是正常的。

孕晚期所需营养特点

孕晚期胎儿的骨骼、肌肉和肺部发育日趋成熟，对营养的需求达到了最高峰。孕妈妈要均衡摄取各种营养素，防止胎儿发育迟缓。当然，在适量补充蛋白质、钙元素、维生素、糖类等营养素的同时，也要注意不要过度进食使体重增加过多。

此外，胎儿即将出世，孕妈妈的饮食也需要为分娩和坐月子做营养积累，饮食要多种多样，多吃富含维生素 K、维生素 C、铁的食物，但注意，产前不必再补充各类维生素制剂，以免引起代谢紊乱。

表6-2 孕晚期所需营养素

维生素 C	维生素 E	α-亚麻酸	维生素 K	维生素 A	维生素 B_1	锌	β-胡萝卜素	硒
130 毫克/天	10 毫克/天	1000 毫克/天	120 微克/天	3300 国际单位/天	1.5 毫克/天	16.5 毫克/天	6毫克/天	50微克/天

五、妊娠期糖尿病，依然不可轻视

我们前面提到过，妊娠期糖尿病是一种特殊的糖尿病，发生在妊娠期。每100个孕妇中，大约有8个会患上妊娠期糖尿病，在35岁以上的高龄孕妇中尤其易发。许多二胎孕妈妈都在35岁以上。

由于妊娠结束后，孕妈妈体内的胰岛素需求恢复正常，通常妊娠期糖尿病也会随之消失，而且虽然早就发现妊娠期糖尿病，但从发现到孕晚期可能都没发生什么危险，于是有些孕妈妈就会觉得不需要在意。

要注意的是，尽管妊娠期糖尿病会自然消失，但千万不能听之任之，二胎孕妈妈一定要引起重视。

在胎儿方面，怀孕初期血糖控制不良会增加流产的风险，增加先天性畸形的发生率。在怀孕的中后期，胎儿的器官已经形成，高血糖会导致其过度发育，从而形成巨大胎儿。从远期看来，巨大儿在日后患肥胖症和2型糖尿病的风险很高，而且糖尿病的发病年龄也较早。

使用胰岛素对胎儿没有不良反应

作为治疗糖尿病的重要手段之一，胰岛素却被许多妊娠糖尿病患者所排斥，她们担心胰岛素会产生依赖，影响母乳喂养，甚至对胎儿造成伤害。其实，这种担心大可不必。

此外，科学饮食和运动也是治疗妊娠期糖尿病的重要环节。不论糖尿病属于何种类型、有无并发症、是否在用胰岛素治疗，都应严格执行和长期坚持饮食控制，同时也应满足母体和胎儿生长所需的营养。饥饿和过度饮食都会产生酮症，从而危害母婴健康。中等强度的体能活动对于有效控制血糖水平也很有帮助。

饮食调理

● 患妊娠期糖尿病的孕妈妈，营养需求与正常孕妈妈相同，主要在于少食多餐，调整饮食结构，控制血糖。

● 膳食纤维可降低胆固醇量，建议孕妈妈每天摄取 40 克膳食纤维。粗杂粮如麦面、荞麦面、燕麦片、玉米面等含有多种微量元素、B 族维生素和膳食纤维，有延缓血糖升高的作用，可用玉米面、豆面、白面按 2:2:1 的比例做成三合面馒头、烙饼、面条长期食用，既有利于降糖降脂，又能减少饥饿感。另外，还可以适量食用牛奶、鸡蛋等低嘌呤食品。

● 少吃豆制品，豆制品吃多了会加重肾脏负担，诱发糖尿病、肾病。严格控制糖果、饼干、糕点、红薯、马铃薯、粉皮等高糖类食品的摄入。

● 对主食也应有一定控制，劳动量轻时摄入量为每日 200 ~ 250 克。要适当减少水果，尤其是高甜度水果的摄入量。

六、羊水指数需要高度重视

羊水是指孕妇子宫内包绕在胎儿周围的无色透明液体，可以起到保护胎儿免受外部力量冲击的作用，而且可以参与胎儿的新陈代谢，还可保护母体，减少孕妇因胎动引起的不适感。

正常情况下，怀孕时羊水量会随着妊娠的时间增加而逐渐增多，在最后的 2~4 周开始减少，妊娠足月时羊水量大概在 800 毫升到 1200 毫升的范围内。羊水量过少或者过多都属于异常情况，二胎孕妈妈要常常关注羊水量的情况。

羊水深度

3 ~ 7 厘米为正常，超过 7 厘米则表示羊水过多，少于 3 厘米则表示羊水过少。羊水过多或过少都是异常的，需要引起重视。

羊水指数

以孕妈妈的脐部为中心，分上、下、左、右 4 个区域，将 4 个区域的羊水深度相加，就得到羊水指数。孕晚期羊水指数正常值是 8 ~ 18（24）厘米。

一般羊水指数都是通过超音波来测量的。如果孕晚期羊水指数测量结果显示出羊水过少，需要根据胎儿宫内的情况和母体的身体状况选择阴道引产分娩或者剖宫产，但要排除胎儿畸形。如果测量结果显示羊水过多，则需要做详细的检查，及时进行治疗。

七、脐带绕颈不必大惊小怪

很多二胎孕妈妈产检时看到"脐带绕颈"都会大惊失色，脑补出各种胎儿在子宫内缺氧窒息的恐怖画面。其实，脐带绕颈并没有想象中的那么可怕，与胎儿窒息更是没有直接关系。

脐带绕颈在产检中很常见

脐带绕颈在产科门诊中十分常见，占分娩总数 15% ~ 30%。发生原因与脐带过长、胎儿小、羊水过多及胎动频繁有关，多数绕颈 1 ~ 2 周，3 周以上少见。需要注意的是，我们通常在产检中发现的脐带绕颈并不一定是真正的"绕颈"，也有可能只是脐带松松地挂在脖子上，而且随着胎儿在子宫内不断变化，脐带随时可能绕上去，也随时可能绕出来。

与胎儿不良预后无直接关系

目前，临床上并无充分证据提示，脐带绕颈会显著增加胎儿或新生儿的不良预后。因此，孕妈妈们大可不必听到脐带绕颈就忧心忡忡，担心胎宝宝的健康和安全，又担心将来患病率会比一般孩子更高。

脐带绕颈的发生率很高，但并不意味着病理情况。只要加强产程中的监护，并发脐带绕颈的胎儿患病率并不会增加。

八、矫正胎位的小疗法

到了孕晚期，二胎孕妈妈们可能会发现，产检的时候医生格外关注胎儿的位置，这是因为胎位是否正常直接关系到孕妈妈是否能正常分娩。

羊水中的胎儿，由于头比身体重，所以胎儿会呈头下臀上的姿势。正常的胎位是胎头俯曲、枕骨在前，叫枕前位；胎儿横卧在宫腔，称横位；臀在下方，坐在宫腔里，叫臀位。横位和臀位，都属于胎位不正。即使胎头向下，但胎头由俯曲变为仰伸或枕骨在后方，也是胎位不正。

在孕 7 个月前胎位不正，只要加强观察便可。因为宫内羊水较多，胎儿有活动的余地，会自行纠正胎位。但过了 36 周后，胎儿的体位就固定了。如果此时仍是臀位的，自然分娩的可能性较小。因此，孕妈妈需要在 36 周之前将胎位调整好，可在医生指导下进行矫正。

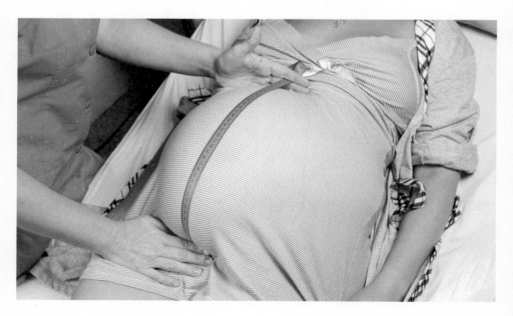

矫正胎位异常的艾灸法

用艾条温灸至阴穴（位于足小趾趾甲外侧，脚趾甲后跟部附近，左右各一），每日早晚各 1 次，每次 20 分钟。灸时放松裤带，腹部宜放松。点燃艾条后，将火端靠近足小趾趾甲外侧角处（穴位），保持不被烫伤的温热感。或用手指甲掐压至阴穴，也可用生姜捣烂敷至阴穴来替代艾灸法。

自疗要点

胎位不正的孕妈妈不宜久坐久卧，要增加诸如散步、揉腹、转腰等轻柔的活动。以此保持大便通畅，最好每日都排便。

矫正胎位异常的饮食调理

忌寒凉性及胀气性食品，如螺蛳、蛏子、山芋、豆类、奶类、过多的糖等。

九、孩子生得快一定好吗

"十月怀胎，一朝分娩"。进入产房待产时，二胎孕妈妈们大都希望孩子生得快一点儿，早一点结束这痛苦的过程；产房外面的家人也是心急如焚，恨不得一下子见到盼望已久的宝宝。可当宝宝快速出生了，医生却说急产要不得。

什么是急产

正常情况下，从有规律的子宫收缩开始到胎儿胎盘娩出为止，初产妇需要 16～18 小时来完成整个分娩过程，经产妇则只需要 6～10 小时。如果不足 3 小时，就属于急产，多由于子宫收缩过强、过快而引起。

以前，急产多见于经产妇；现在，由于各种原因，如产前做过人工流产和引产等，急产也常见于初产妇。

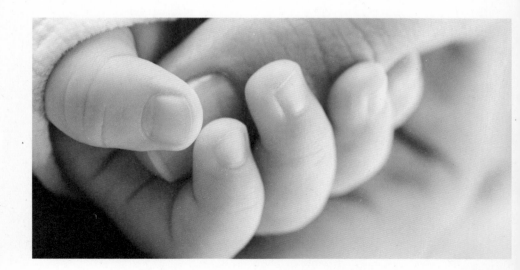

急产的表现有：

◈ 孕 28 周以上的孕妇，突然感到腰腹坠痛，在很短的时间内就会有排便感（甚至有孕妇如厕用力排便，而将胎儿娩出的）。

◈ 在短时间内就出现有规律的下腹疼痛，间隔时间极短。

◈ 破水、出血、出现排便感。

◈ 甚至阴道口可看见胎头露出。

为什么经产妇更易发生急产

据统计，急产多发生经产妇身上，也就是说，二胎孕妈妈们属于高危人群。

经产妇有经验，生第二胎和生第一胎的速度大不相同，甚至在尚未见红的情况下，只是稍微感觉肚子紧绷、腰酸，子宫颈口就已经开了两三指，一旦痛起来就可能发生急产。

经产妇如何做

在产前诊断发现的胎儿体重较轻或有早产可能性的孕妇，一旦进入产程就可能在短时间内分娩，而且早产儿与低体重儿在生产后需要马上转送小儿科诊治。所以最好在产兆或早产征兆发生时，赶紧与医院联络，对可能的急产给予处置。

十、一胎剖，二胎要顺吗

有的妈妈生一胎时由于条件限制，选择了剖宫产，生二胎的时候，即便知道自然分娩会很痛苦，仍然选择了顺产，让人不得不感叹母爱的伟大！

谭女士现在已经是拥有一儿一女的幸福妈妈了，她的大宝、二宝分别出生在 2007 年和 2010 年。生一胎的时候，因为胎盘内羊水太少，催产后仍然无法实现顺产，最后只能顺转剖，可以说受了两回罪。2010 年，在自己 33 岁的时候，她又通过顺产诞下自己的第二个宝宝，而且二胎是个 4.1 千克的胖宝宝哦。

过去医生通常会把子宫疤痕的厚度作为一个判断产妇是否能顺产的指标。但事实上，目前并无任何权威研究可以得出子宫疤痕的厚度到底多少是安全的结论。另外，不同的 B 超医生、不同的测量方法，对疤痕厚度的测量结果都有差别。所以，仅根据子宫疤痕的厚度就拒绝产妇的顺产要求，是没有医学依据的。

据统计，"一剖二顺（第一胎剖宫产、第二胎顺产）"的成功率在 60%～80%。哪些妈妈可以考虑二胎顺产呢？第一胎剖宫产为子宫下段横切口（自己是"看"不出来的，需要去查以前的剖宫产手术记录），且术后恢复良好；上次导致选择剖宫产的原因不复存在，且这次也没有新情况；宫颈相关评分达标，无相对头盆不称；医院具有较好的监护设备，有随时手术、输血、抢救的条件。除此之外，具体还需结合产科医师充分评估决定。

然而必须提醒的是，并非人人都适合"一剖二顺"，它有禁忌症。比如，胎儿体重过重，在预产期后产程仍未发动；上一次分娩发生过头位性难产或宫颈性难产；前次剖腹切口出现红肿、化脓、感染；两次分娩间隔短于18 ～ 24 个月等，这些情况下发生子宫破裂、顺产失败的风险就会增大。

二胎孕妈妈要想"一剖二顺"，就要在孕期合理饮食，加强锻炼，控制体重。同时，孕妈妈应该在思想上做好可能需再次剖宫产的准备。

根据分娩方式安排饮食

分娩是一件很消耗体力的事情，因此，为了能顺利生产，孕妈妈越接近预产期就越要掌握均衡且规律的饮食。注意，越接近生产，胎宝宝的头会越往骨盆下去，孕妈妈的食欲会逐渐恢复。这时孕妈妈可不要毫无顾忌地吃喝，要控制自己的饮食，少吃脂肪、盐分含量高的食物。

* 自然分娩：如果无高危妊娠因素，准备自然分娩的话，建议孕妈妈在分娩前准备些容易消化吸收、少渣、可口味鲜的食物，如面条鸡蛋汤、面条排骨汤、牛奶、酸奶、巧克力等食物，吃饱吃好，为分娩准备足够的能量。如果吃不好、睡不好，紧张焦虑，导致疲劳，可能会引起宫缩乏力、难产、产后出血等危险情况。

* 剖宫产：有人认为剖宫产出血较多，会影响母婴健康，因而在术前进补人参以增强体质，这种做法很不科学。人参中含有人参苷，具有强心、兴奋等作用，食用后会使产妇大脑兴奋，影响手术的顺利进行。另外，食用人参后，会使产妇伤口渗血时间延长，有碍伤口的愈合。另外，准备剖宫产的孕妇也要注意在术前几天不要吃鱿鱼，鱿鱼体内含有丰富的有机酸物质——EPA，它会抑制血小板凝集，不利于术后的止血与创口愈合。

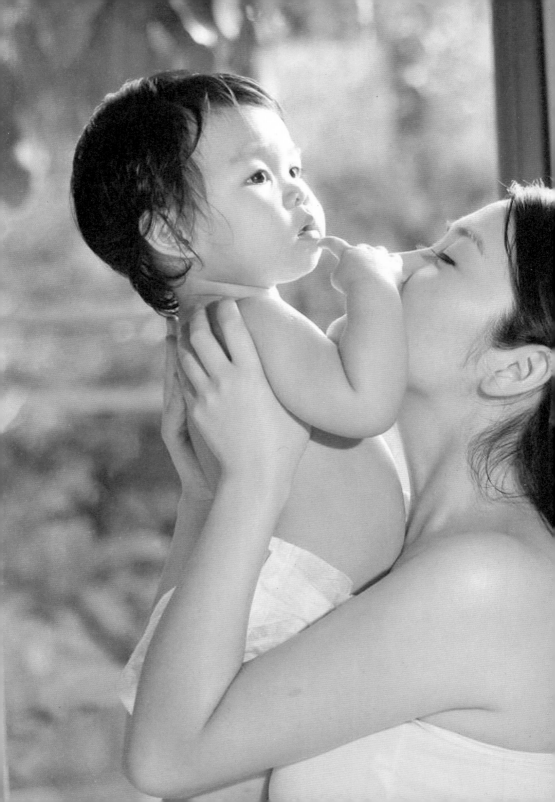

Part 07

产后，
妈妈照顾好自己

生下孩子就大功告成了？

生过大宝的二胎妈妈当然知道

产后潜伏着多少并发症，

微不足道的身体不适，

一旦忽视了，

就有可能给自己带来百般痛苦，

让二宝失去最佳的照顾和爱。

和二宝的第一次亲密相处，

要让彼此都能好好地度过，

想让二宝得到最好的呵护，

二胎妈妈首先要照顾好自己。

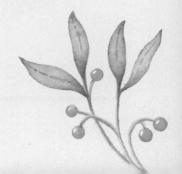

一、不能忽视的产后疾病信号

在经历分娩的疼痛之后，随之而来的是产后的身体与心理的调养，但由于需要母乳喂养等照看宝宝的事情，加上二胎妈妈知道产后身体和心理本身就会出现一些状况，因而在这期间很容易忽视一些可能是疾病的产后信号。这些信号很有可能意味着一些紧急情况，如果不及时发现和治疗会对妈妈和宝宝都造成一定伤害哦，下面来看看哪些是你绝对不能忽视的产后疾病的信号！

首先，在生了宝宝之后，千万不要忘了问医生什么情况下你应该去看急诊。把这些细节问题都记录下来，或者请家人帮忙记录，最好能够告诉你的家人你的病例放在了哪儿。万一出现紧急情况，有助于家人及时帮助和急救人员立刻开始治疗。总之，如果有下列情况，请尽快去医院就诊。

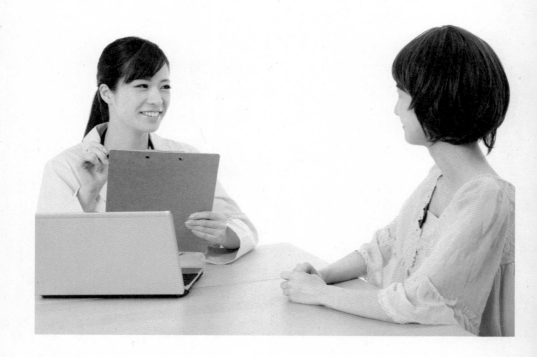

需要就诊的情况

● 阴道分泌物有异味

这说明子宫或阴道受到了感染，需要就医。

● 大便失禁

生完宝宝后，如果在去厕所之前憋不住大便，可能说明存在大便失禁（即无法控制大便）。这时候应该去医院。

● 严重而肿胀下垂的痔疮

虽然痔疮很常见，但在产后有时候也会肿得非常厉害并疼痛。痔疮就是肛门内部的静脉曲张，但有时候也会发展到体外，这称为痔疮脱垂。有些妈妈可能还会有一些出血。

● 产后 30 天还没消失的忧郁情绪

如果产后将近两星期了，仍然觉得想哭、情绪化、易怒和不喜欢做妈妈，就有可能是患了产后抑郁症。这时候一定要把情况向医生说明，接受适当的心理辅导。

● 会阴严重疼痛，可能伴有小便灼痛或尿液有臭味

这可能是缝线感染或尿路感染。重要的是让医生看看会阴是否完全愈合。还可能是阴道内部组织的血肿或大面积产伤。

● 腹部异常敏感

这也是受到感染的信号。如果是剖宫产的妈妈，感染有可能发生在肚皮外部的刀口缝合处。也有可能在子宫内部，因为胎盘剥离的位置也是一个需要愈合的伤口。如果子宫内的感染没有得到治疗，可能会增加产后大出血的风险。

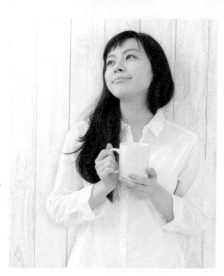

二、产后4小时鼓励排尿

　　夏琳30岁了，结婚已有三年多，在全家人的热切期盼中终于怀上了二胎。宝宝将以什么方式来到这个世界呢？双方的父母坚持让夏琳以自然方式分娩，夏琳却害怕疼痛，只想"速战速决"。十月怀胎，一朝分娩，临产的时候，夏琳显得特别紧张。因水米不进，她全身无力，子宫收缩乏力，经处理无效导致产程延长，医生只好给她实施剖宫产手术，一个健康的小宝宝诞生了。正当全家高兴而忙碌的时候，麻烦却悄悄地来了。夏琳虽然满怀幸福和喜悦，但因害怕伤口疼痛，她不听医护人员劝告，一直躺在床上不敢活动。待术后24小时拔除导尿管后，她仍不敢自己入厕排尿，即使胀痛也使劲忍着。没多久，夏琳患上了"产后尿潴留"。

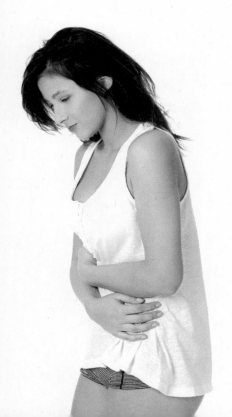

　　生产完的妈妈都会遇见一件尴尬事，那就是排便困难。许多产妇生了小孩以后，在第一次排尿时会有害怕的感觉，即使膀胱十分胀满，也不肯解小便。其中原因是多方面的，最主要的原因是分娩过程中受到强烈的刺激，使会阴部的各种组织器官产生了难以忍受的疼痛，进而导致尿道括约肌痉挛性收缩。

　　尿道括约肌是把尿液限制在膀胱内的"拦水大坝"，受大脑神经的支配和意识的控制。在产后短时间内，尿道括约肌的痉挛尚未缓解，"拦水大坝"不开放或没有完全开放，因此造成排尿困难。加上有的人对疼痛十分敏感，小便时稍微遇到一些困难，就会产生畏惧心理，因此，即使有尿意也害怕排尿。

另外，分娩时胎儿先露部分会对膀胱和尿道产生压迫，引起这些器官的黏膜充血与水肿，尿液的通道变窄受阻，因此妨碍了排尿而导致尿潴留。如果膀胱潴留尿液量比较多，尿液中的代谢废物刺激、破坏膀胱壁，会导致比较严重的炎症。

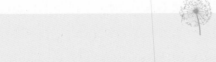

* 为了预防尿潴留，一般在产后 4 小时就应安慰和鼓励产妇解小便。只要能忍受暂时的疼痛，打消一切顾虑，保持乐观情绪，是可以通过神经的调节和意识的克制使尿道括约肌痉挛迅速得到缓解的。如果卧床小便不习惯，可以起床排尿。但对身体过分虚弱者，不宜过早起床，而应尽量做到在床上小便。为了加强腹壁对膀胱的压力，可以做呼吸动作和用手按摩腹部。

* 对膀胱胀满但无尿意，而迟迟不肯小便的产妇，可用温热水冲洗尿道，并在下腹部膀胱区放置热水袋，消除黏膜充血水肿，诱导排尿。还可以注射使平滑肌兴奋、刺激膀胱肌收缩的药物。如果上述方法无效时，则应用导尿管导尿，但要注意操作中做到绝对无菌，以防感染。

三、远离乳腺炎，别"攒奶"

相信每个哺乳妈妈最担心的都是患上乳腺炎。一旦患上此病，不仅自己疼痛难忍，还不能哺乳，害得宝宝因此"断粮"，白白浪费了珍贵的乳汁。

大多数哺乳期乳腺炎是由于母乳喂养方法不当导致的。有些妈妈担心自己的奶水不足，故意不排空乳汁，想把奶水攒到一定量再喂给宝宝吃，以为这样就能让奶水更充足。殊不知，这种"攒奶"的行为会造成乳汁淤积，很容易诱发乳腺炎。乳汁是细菌的良好培养基，如果妈妈的乳汁没有及时排空，细菌就会通过各种途径乘虚而入，在乳房这个温室生长繁殖，形成乳腺炎。所以，建议哺乳时尽量给宝宝吃饱，如果一次吃不完，一定要把乳房的乳汁挤干净。

正因为错误的认识，在母乳喂养过程中，大约六成的妈妈没有及时将乳房内多余的乳汁排空。其实，哺乳期妈妈的乳房就像泉眼一样，只要宝宝勤吸吮，奶水就会源源不断。所以别担心奶水不足，也别让泉眼堵塞，要及时疏通管道。

乳房肿胀

只要能够正确地用母乳喂哺宝宝，就基本不会出现整个乳房肿胀的现象。而混合喂养，就容易引起乳房肿胀。混合喂养通常是先让宝宝吮吸母乳，然后用奶粉补充不足的部分。之所以如此，是因为母亲认为宝宝已把乳汁吸净，但事实是宝宝完全指望容易吮吸的奶粉，而根本不去认真地吮吸母乳。这样一来，分泌的乳汁淤积在乳房中，就会导致乳房肿胀。

乳汁淤积数日仅仅通过自己挤奶是很难得到缓解的，所以应接受专门人员的按摩。然后努力做到只用母乳喂养宝宝。

此外，严重的乳腺炎也会使整个乳房肿胀。因乳腺炎还会伴随发热和患部的疼痛，所以在整个乳房发生肿胀以前，就要接受治疗。

🐾 经产妇患乳腺炎的概率比初产妇低

由于经产妇具备哺乳经验，患乳腺炎的概率会比初产妇低。一般情况下，经产妇一旦发现产后乳腺炎的苗头，就会主动求助于医生，迅速治疗，所以经产妇患乳腺炎的概率低。因此，二胎妈妈要仔细关注自己是否出现乳腺炎苗头。

🐾 得了乳腺炎还能喂奶吗

乳腺炎的早期表现为乳房胀痛、畏寒发热，乳房会有局部红肿、热痛。很多妈妈患上乳腺炎后，担心乳汁会影响宝宝健康，于是就马上停止哺乳。其实，在发病的初期，若妈妈仅仅表现为乳房胀痛而没有发热，不建议"断奶"。哺乳妈妈此时若及时就医，通过乳腺按摩、理疗和热敷等方式就能很快恢复健康，不影响哺乳。什么情况下要暂停哺乳呢？当病情重到需要用药，又或已形成乳腺脓肿，需要进行脓肿切开引流时。

🐾 乳头皲裂不用怕，预防护理有方法

有研究显示，90% 以上的妈妈在哺乳的最初几周里都有可能出现不同程度的乳头疼痛或皲裂破损，甚至有 1/3 的妈妈在产后 6 周内因为乳头疼痛而过早就放弃了母乳喂养。

乳头皲裂主要表现为乳头表面的皮肤有较小的裂口和（或）溃疡、出血。

乳头及其周围有丰富的血管神经，当乳头皲裂发生后，宝

宝的吸吮会导致乳头剧烈疼痛，反复的剧烈疼痛，难免会动摇妈妈哺乳的信心。疼痛一旦迫使妈妈减少了哺乳的频次，就会增加乳汁淤积的风险，当细菌通过乳头的破损之处沿着淋巴管入侵，而淤积在乳房里的乳汁正好成为细菌繁殖的优质基地，从而将会导致细菌性乳腺炎。

◆ 引起乳头皲裂的常见原因

常见原因	缓解办法
错误的哺乳姿势，造成对乳头的摩擦和挤压	采取正确的哺乳姿势
胀奶造成宝宝衔乳不充分	热敷按摩乳房可以有效缓解胀奶现象
婴儿吸奶技巧不熟练	妈妈和宝宝需要一些时间磨合
产前反复摩擦乳头	乳头很娇嫩，避免反复摩擦
乳房乳头的结构	凹陷的乳头被吸出以后，乳头皮肤特别娇嫩，容易疼痛皲裂
婴儿的吮吸能力较差	早产儿或者新生儿患病等原因都会引起婴儿吮吸能力较差，需要先咨询儿科医生
婴儿口腔发育	用热毛巾多洗，做局部护理

◆ 如何有效预防和缓解乳头皲裂

◆ 天然油脂保护皮肤：不要对乳头做过分的清洁，尤其不能使用酒精或碱性皂液清洗乳头。

◆ 使宝宝掌握正确的衔乳姿势：哺乳时让宝宝的嘴巴张大，衔住大部分的下乳晕，宝宝的下巴紧贴在乳房上，避免因衔乳不够充分而导致乳头磨损和皲裂。

◆ 哺乳完毕，可以挤出少许乳汁涂抹在乳头上，作为天然滋润和保护。

四、每天测量体温防备切口感染

很多妈妈，特别是剖宫产的妈妈在分娩后都有切口，如会阴切口或剖宫产刀口。然而刚刚分娩的妈妈身体抵抗力较弱，稍有不慎就有可能引起伤口感染。在这几种伤口中，剖宫产的伤口较大，发生感染的概率也相对较高。此时产妇容易有发冷或发热的现象产生，不过发热很少会超过 38.5℃。

产后及时观察体温的变化，能提前发现是否有切口感染的存在。所以，对产妇要检测体温 1 周。

伤口感染的原因

引起伤口感染的原因有多种，例如，不注意环境卫生，或者分娩后不洗澡，都会使伤口遭到细菌侵袭，造成伤口感染。另外，不恰当的护理也会让伤口受到感染，这其中最容易犯的错误就是伤口发痒时，产妇用手去抓。

伤口感染的症状

伤口感染时，疤痕周围一般会发热、变红，而且肿胀更加明显，刀口处还可能会流脓，并且时不时有突发性的刺痛。

预防伤口感染的注意事项

* 术后注意多翻身，适宜采取半卧位。
* 保持腹部刀口清洁。
* 尽量早下床活动。
* 大约术后 24 小时肠胃功能恢复后，进流食一天，忌吃胀气食物，如牛奶、豆浆等。
* 肠道排气后进半流食一两天，如稀粥、汤面等，然后转为普通饮食。

五、子宫恢复不"偷懒"

十月怀胎，宝宝呱呱坠地。历经艰辛，子宫也终于"卸货"了。坐月子是很好的恢复期，妈妈可以在此期间完全恢复子宫吗？如果子宫迟迟"偷懒"不恢复，子宫内会有血块，或残留有胎盘，子宫就会被血块填塞。这样会"连累"子宫平滑肌停止收缩，造成子宫收缩不良，还有可能会引起大出血。这是产后子宫恢复不全最突出的表现，在产褥期最容易发生，二胎妈妈们要特别注意。

其实，子宫很"委屈"。并非它有意"偷懒"，不认真恢复，有时是因为遇到一些难以对付的"劲敌"，子宫抵挡不住了。这其中的劲敌之一，就是子宫内膜炎。妈妈产后身体的各项机能处于较低的状态，如果护理工作做得不好，就有可能患上子宫内膜炎。子宫内膜炎按照病程的长短可分为急性子宫内膜炎和慢性子宫内膜炎两种，无论哪一种子宫内膜炎都会给女性的身体造成严重伤害。

产后容易发生子宫内膜炎

在正常情况下，女性阴道呈酸性环境，宫颈有黏液栓，这是人体的生理屏障，可以抵御细菌的侵入。但是，在特殊情况下，如经期、分娩、流产后及各种宫腔操作时，这种屏障作用会减弱甚至消失，易引起细菌的侵入，造成子宫内膜炎。

子宫内膜炎的预防和治疗

预防子宫内膜炎从产前就要开始，孕妈妈产前应定期进行产前检查，接受孕期卫生指导，积极治疗营养不良、贫血等慢性疾患，增强体质。而在产后则要注意饮食调养，进食易消化、富含蛋白质及维生素的营养食品，维持良好的身体状况。

子宫内膜炎的治疗以抗生素为主。治疗过程中，要特别注意对青霉素有抗药性的细菌，如临床治疗效果不彰时，则需要多方考虑抗生素等药物的使用方向。

　　专家建议，如果女性产后患上子宫内膜炎，应该卧床休息，宜半卧位，这样有利于炎症的局限及宫腔分泌物的引流；可做下腹部热敷，以促进炎症的缓解并止痛；要保持大便通畅，以减轻盆腔充血，并有利于毒素排泄；应避免过多的妇科检查，以防止炎症扩散；高热时可物理降温；饮食以流质或半流质，易消化并含有高热量、高蛋白、多种维生素的食物为宜，不能进食者，应静脉补充营养及水分，并注意纠正电解质紊乱及酸中毒。

　　另外，妈妈要注意产褥期阴部的卫生清洁，产后子宫腔内胎盘剥离的伤口、子宫颈口的开放、阴道会阴的裂伤，都很容易导致细菌侵入及繁殖。因此，产后应注意会阴部清洁，每天要用温开水清洗2次，大便后也应擦洗，卫生纸及卫生垫要勤换。在源头上杜绝子宫"偷懒"，才能让妈妈的身体更快地恢复。

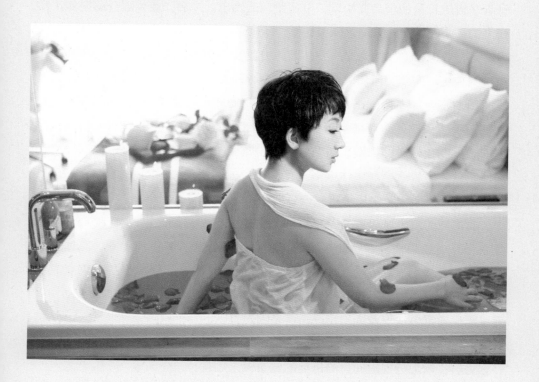

六、耻骨联合分离怎么办

于勤自去年底生了一个可爱的宝宝之后，会阴部一直疼痛难忍，左腿不能负重，走路跨步时会觉得困难。有段时间疼痛非常严重，牵涉到腰臀部酸胀，连在床上仰睡都困难。为此，于勤变得害怕过性生活，因为一过性生活就感到下腹部疼痛坠胀。性生活的不协调，也引起了于勤丈夫的不满。可是，并不是于勤不想过性生活，而是有说不出的苦楚。直到最近，于勤才终于来到医院做检查。经检查，于勤得了一种名叫"产后耻骨联合分离症"的病。

女性在怀孕期，尤其是即将分娩前，由于内分泌因素的影响，骶髂关节和耻骨联合软骨及韧带会变松软，以便胎儿的娩出。产后，黄体酮分泌恢复正常，松弛的韧带及软骨也会随之恢复正常。

可有 0.05 % ～ 0.1 % 的产妇，因内分泌（黄体酮）分泌过多，致使韧带过度松弛，生产时两侧骶髂关节及耻骨联合容易发生分离。产程过长、胎儿过大、产时用力不当或姿势不正，以及腰骶部受寒等多种因素，造成产时或产后骨盆收缩力平衡失调，有可能使骶髂关节软骨面发生错位。因骶髂的关节面粗糙，在形态上变化较多，易发生关节细微错位。由于上述因素，造成产后骶髂关节错位，致使耻骨联合面不能恢复到正常位置，经过一段时间未能自行恢复，症状加剧者，就形成了产后耻骨联合分离症。

如在产前发生耻骨联合分离，必须剖宫产吗？一般来讲，怀孕期，孕妇耻骨联合分离的病情轻，胎儿不大时，不会影响分娩。若病情严重，胎体过大，则需剖宫产。胎儿娩出，雌激素水平下降，耻骨联合处逐渐合拢，恢复原状，疼痛也就随之消失。不过，产假期间还是应少走多卧，以不做重体力劳动为妥。不过医生通常会建议首选剖宫产，这是因为有以下几个原因。

* 分娩过程中，产妇可能会因耻骨联合疼痛而不敢用力，宫缩不佳，影响产程进展，增加分娩时间，给母婴的健康带来危害。

* 产后病情可能加重，影响产妇的身体恢复，导致产后生活质量下降。

* 若产后生活不能完全自理，行动受到影响，产妇就会情绪焦躁、忧郁，导致产后忧郁症不断发生。

* 耻骨联合分离影响产妇对婴儿的哺育，影响母子之间情感交流。

注意事项

耻骨联合分离的女性，要注意保暖防寒，避免外伤和性生活，以利于康复。治疗期间腰及下肢不宜做大幅度的活动。

在生产的方式上，如果孕妇有严重的耻骨联合过度分离，疼痛非常厉害或骨盆偏小，就必须选择剖宫产，但若只是一般情况，也可以选择自然生产。但是选择自然生产的孕妈妈，有几点还需特别注意。

* **事先告知病情。** 生产前要告知医护人员耻骨联合分离的病情。

* **小心生产姿势。** 需要特别小心生产的姿势，产时避免两脚过度张开。

* **避免介入性分娩。** 避免平时常使用一些介入性分娩方法，如使用产钳，因为它们常造成耻骨联合处的伤害。

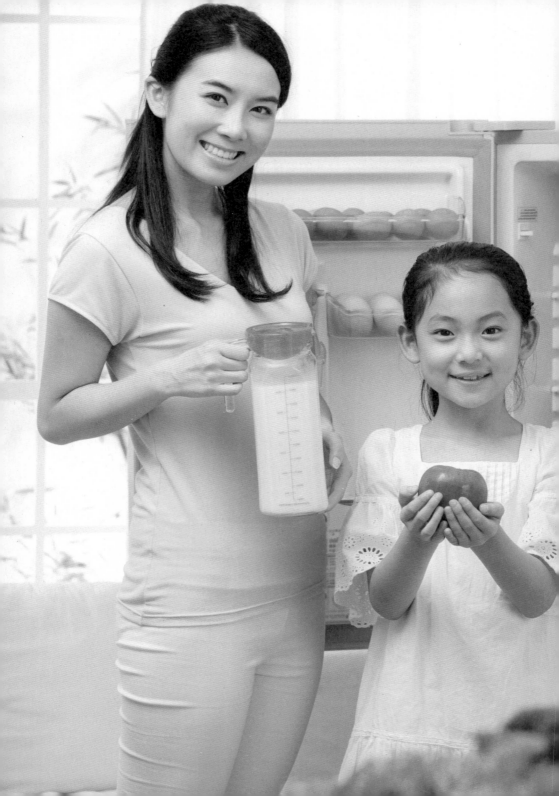

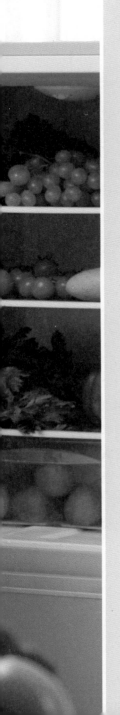

Part 08

二胎后，
重新学习做父母

无论生养几个孩子，

每个孩子都是独立的个体。

从前可以围着大宝团团转，

生了二胎，

就要重新学习如何做父母了。

你的爱、关怀、陪伴，

不能再简单地倾注给一个孩子，

学会平衡，学会均摊，

学会呵护每一个孩子的心情，

也能让孩子学会体谅自己的难处，

做更好的父母，

创建温馨和谐的四口之家。

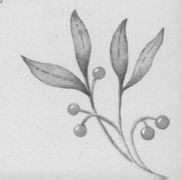

一、陪伴两个孩子，需要爸爸的参与

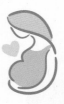

独生子女家庭中，多数爸爸都较少参与孩子的成长和家庭生活。但有了两个宝宝以后，家庭生活会变得更加繁忙，自然也就更需要爸爸的加入。

爸爸可以用一年的时间多和大宝相处，让孩子知道，原来和爸爸在一起也是非常快乐的，而且爸爸做的很多事情妈妈都不会，比如爸爸跑得比妈妈快，爸爸还会踢足球等，给孩子留下"爸爸真棒"的印象。这样，当大宝由妈妈陪伴过渡到爸爸妈妈谁陪伴都可以的时候，他们的内心也就会变得更加平衡了。一旦二宝真正降临，父母一方需要更多陪伴二宝时，大宝便也能欣然接受。

在迎接二宝的一年中，建议父母做好明确分工，约定一个协作方式。在这一年中爸爸要学会怎样陪伴大宝，比如帮大宝穿衣、洗澡、送幼儿园等，当爸爸可以独立照顾好大宝以后，未来的家庭分工就会很容易了。当然，这些分工也不绝对，而是要根据现实情况随时调整。比如，当小宝需要喂奶的时候，母亲照顾小宝，爸爸就要像英雄一样出现在大宝身边陪讲故事、陪做游戏；当小宝吃完奶，大宝做完游戏，父母就可以换位照顾，让两个孩子均有机会和父母好好相处。

二、两个孩子应该都有
单独的亲子时间

给两个孩子单独的亲子时间，就是说对老大来说，他和妈妈的关系就是属于他自己的，他和爸爸的关系也属于他自己；对于老二来说，他和妈妈的关系属于他自己，他和爸爸的关系也属于他自己。

当你有两个宝宝的时候，你非常需要这样做，比如每周至少有一段单独的时间让一个孩子能够单独和妈妈相处，单独和爸爸相处。举例来说，每周六下午 3 个小时，对老大来说是妈妈时间，对于老二来说就是爸爸时间。每一个父母拆开来，一个人把一个孩子带走，告诉他："宝贝，今天下午这 3 个小时，妈妈完全属于你，我们一起去做只有我们自己知道的事情吧。"然后孩子们就变得完全不同，因为他知道，他跟妈妈是有机会独处的。

到了周日，你们就交换过来，下午老大是爸爸时间，老二是妈妈时间。也就是说一定要每周有一些时间和单独一方相处，让他能够可以有机会独立地构建和父母之间的关系。

千万不要有这种情况：有了两个孩子之后，自己忙成一团，然后自己也顾不上，老公也顾不上，大孩子也顾不上了，围着一个孩子转，所有的人都纠缠在一起。

当你和其中一个孩子有独处时间的时候，就是这些负能量流淌起来的时候。孩子能够将负能量说出来，有人理解他，尤其是妈妈或者爸爸完全能够支持他，至少在心理上非常支持他的这种感觉。他会觉得原来妈妈／爸爸是懂我的，即使全世界的人都冤枉我，不要紧，只要是我妈妈／爸爸是懂我的。那这样的孩子会特别包容，长大会非常有力量。

三、看懂大宝的"捣蛋"

　　薛女士家的两个宝宝差了 2 岁，以前只有大宝一个人的时候，大宝是非常乖的，脾气很温和。但自从有了二宝，大宝就渐渐变了，老是和二宝抢玩具、抢吃的、抢关注，甚至会动手打二宝。薛女士打也不是，骂也不是，不管不问也不行，觉得很苦恼。

🐾 大宝捣蛋的原因

　　渴望：孩子的心是敏感脆弱的，如果父母多关心了另外一个孩子，那么这个孩子也会渴望得到父母的关爱。所以说孩子捣蛋行为的真正目是希望得到父母更多的爱。

　　恐惧：有时候大宝会害怕自己要失去父母的爱了，便会产生嫉妒心，有时甚至会去攻击幼小的弟弟或妹妹，或是把自己的行为退化，去模仿弟弟妹妹的行为来引起父母的关爱眼神。

　　愤怒：看不惯小宝比自己好，或小宝拥有自己没有的东西；或者大宝犯了错要承担，小宝犯错却没关系……这些都会引起大宝心理不平衡。

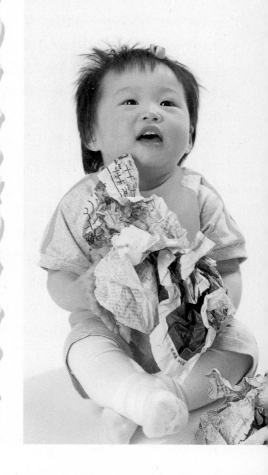

父母如何平衡俩宝关系

不管是不是独生子女，孩子都喜欢被宠爱，渴望一种看得见的关爱，希望得到父母更多的爱。父母首先要明确告诉孩子你们的爱，比如直接告诉他你爱他、亲他的脸、牵他的手、拥他入怀等。

其次，多和孩子聊天、玩耍。比如多聊聊孩子幼儿园或学校的新鲜事和孩子感兴趣的话题；多陪孩子去书店、公园、游乐园；也可以一起打扫房间、一起煮饭，增进彼此的感情。

再次，引导孩子乐于分享的意识。独生子女往往以自我为中心，不会与人分享，父母应当引导孩子懂得和他人分享，让他们知道分享不意味着失去。当孩子能够清楚地感受到来自父母的爱，又有着正确的判断标准，还乐于和别人分享时，他们就不会再抱怨父母偏心，也不会有强烈的争宠行为了。

还有就是，要建立孩子间的感情，只要兄弟姐妹之间感情深厚，很多时候是无所谓公平不公平的，事情就容易处理，不会引发矛盾和冲突。

家有俩宝，父母肩上的责任更重大，要平等地对待孩子，关心他们生理和心理两个方面的健康，生活中合理照顾两个孩子，巧妙地做好孩子间的平衡。

四、孩子负面情绪需要被"感受"

魏桐的儿子个性非常强，脾气暴躁，稍有不满，就又哭又闹，偶尔还撒泼打人，怎么说都不听，这让魏桐很抓狂，有时候忍不住就打他几下。

很多家长都有这样的问题：孩子突然蛮不讲理、哭闹不止，或者父母说什么都听不进去、发脾气、任性、急躁……这种时候，父母常常会感觉到很"烦"！孩子歇斯底里，父母心中的怒火也在燃烧，直到喷发出来。

其实孩子也是一个"人"，是人就会有各种各样的情绪，包括正面的喜悦、快乐、幸福、自信、轻松等；也包括负面的焦虑、紧张、愤怒、沮丧、悲伤、痛苦等。所以，当孩子在生活中流露出负面情绪时，不要把它想得多么严重；也不要急于指责孩子，纠正孩子，埋怨他多么"烦人"，这样做，等于否认了原本正常的负面情绪。

比如，孩子不高兴时打人、骂人或摔东西，我们首先应该尊重、理解和接受孩子本身的情绪，告诉孩子"妈妈知道你不高兴，妈妈遇到这种情况可能也会生气"；然后，倾听他的内心想法（他究竟想达成什么愿望，为什么）；进一步与他交流，帮助他通过其他途径去释放情绪，帮助他解决问题；最后要让他明白，打人骂人摔东西的行为是不对的，不能容忍。

实际上，当孩子的"感受"被接纳和理解了，他反而更能遵守我们在"行为"上给他设立的规则和界限。

孩子产生负面情绪时，家长应该怎么做

* 拥抱孩子，让孩子有"安全感"。
* 允许孩子自由地表达情绪。
* 倾听，用心倾听，读懂孩子的情绪。
* 先处理情绪，后处理事情，不急于下判断。
* 与孩子一起讨论解决问题的方法，鼓励和引导他自己想办法。

🐾 孩子闹情绪时，家长不应该怎么做

* 不要嘲笑孩子的情绪。
* 不要给孩子的情绪贴标签。
* 不要在孩子情绪不好的时候，给他讲大道理。
* 不要"以暴制暴"，不要恐吓孩子，造成恶性循环。
* 不要让孩子利用情绪威胁你，不要当孩子情绪的"奴隶"。

🐾 怎样帮助孩子释放负面情绪

* 让孩子和"情绪"待一会儿，哭就哭一阵。
* 找一个专门的发泄工具，比如枕头。
* 画画，涂鸦，尽情地把心中的不满都画出来。
* 唱歌，随便什么词什么曲，瞎编乱造也行，吼吧。
* 体育锻炼，去打球，去跑步，全身舒展，打通经脉。
* 户外旅游，开阔心境，放松情绪。
* 在家里布置一面"心情墙"，每天把自己的情绪写/画出来。
* 如果孩子年龄大一些，可以用写日记的方式整理情绪。
* 倾诉，让孩子学会倾诉，跟同学、朋友，当然父母也是倾诉对象。

你若想要一个心理健康的孩子，就一定要允许孩子把他的各种情绪都自然地表达出来！你越能够坦然地接受孩子的负面情绪，孩子越容易摆脱负面情绪的困扰，变得积极乐观。

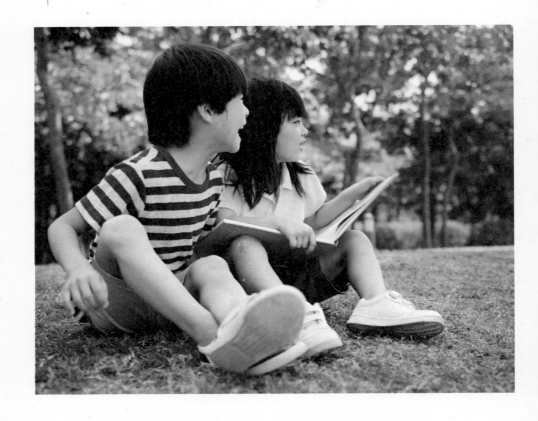

五、有冲突时，护大不护小

很多家长认为，当大宝成长到一定年纪，小宝也会跑了，就可以稍微偷偷懒，让大宝带小宝玩。但此时，大宝往往会更愿意跟同龄的孩子或者是更大的孩子玩，而不愿意带着小宝这个小"拖油瓶"玩。强制大宝带小宝玩，大宝会有很多怨言，对小宝产生不满情绪，不利于手足感情。

另一方面，这也是父母在推卸责任。因为两三岁的孩子还是应该由父母陪伴，或者由父母陪伴他找到同龄的孩子玩，而不是把带孩子的这个事情交给哥哥姐姐去做。作为家长，要注意保证大宝活动的独立性和完整性。

🐾 不要规定大宝必须让二宝

两个孩子难免出现争抢，不少父母总是对大宝说："弟弟／妹妹还小，你让让他／她。"这样做实际上对两个孩子都不好，娇纵了小的，委屈了大的。这样一来，小的会认为自己小，所以有特权，大宝的正当利益也被不公正地剥夺了。

其实有时候孩子们互相抢东西，不是要更多，只是要一样。举一个例子，如果家里只有一个平板电脑，两人都抢着玩，最后弟弟抢走了，姐姐在一旁委屈失落。这时就需要父母有所作为，制订出轮流玩的规则，或者提供更有意思的、更多的选择给孩子。但一定不是说"你是姐姐，要让着弟弟"，这样姐姐就会想，自己在妈妈心中没有弟弟重要，会产生失落感和不安全感。

父母引导孩子制订规则。当另外一个孩子闲着没有东西可玩时，可以陪孩子一起说说话、看看书，引导孩子抒发情绪，分散其注意力，可能不出一会儿，另外一个也会扔下东西来凑热闹了。

🐾 有冲突时，护大不护小

假如大宝要妈妈陪玩，同时小宝又哭了，这时候妈妈应先陪大宝玩，让家人去哄小宝。只有大宝内心对妈妈建立了信任，才不会讨厌小宝，才会真正地从内心里照顾并且谦让小宝。因此我们需要时间，让大宝和妈妈重新建立信任，让大宝接受小宝。在这段时间里，要遵循护大不护小的原则。以后大宝接受了小宝，不需你强调，大宝都会谦让小宝的。

六、孩子间的问题，孩子自己解决

《爸爸去哪儿》第二季里，曹格带着两个萌宝出镜。兄妹二人有时相互扶持，有时打打闹闹；时而大的发脾气，时而小的撒娇耍赖，看着好不热闹。曹格对两个宝贝的教育方式，也颇受争议。

家里有两个宝宝该怎么管？这个因独生子女政策已远离我们 30 年的话题，因二孩政策的逐渐开放渐渐走进了我们的生活，成为想要两个孩子的家庭必须面对的问题。

孩子的问题孩子自己解决

每当孩子发生争吵，父母就跳出来当仲裁者，甚至希望借此机会给予孩子教育，但是，在不清楚前因后果的情况下，很容易贸然决定谁对谁错，谁该让谁。这种情况久了，孩子会累积不服的情绪，认为爸妈偏心对方，也使孩子失去解决问题的机会，而且会使手足的争吵变得不单纯，他们争执的不再是原来的事件，反而会不自觉地"演"给大人看，希望得到"仲裁者"的支持。

孩子的问题就还给他们自己，爸妈的介入越少越好。孩子会因为没有人帮忙，尝试用不同的方式与对方沟通，爸妈要做的就是等待，不要急着处理问题，因为手足冲突的过程，往往会比结果更能给孩子学习的机会。

不要带情绪处理孩子间的问题

但是如果手足的冲突很大，甚至形成肢体伤害，爸妈的确有必要介入，但必须视家庭气氛、对孩子的了解和自己的教养风格而定，最大的原则是"不要带情绪"。

当孩子们有冲突你必须要介入时，不妨先深吸一口气，平缓一下情绪，不要用很愤怒、大骂、大叫的方式威吓孩子。如果你发现自己已经被情绪所驾驭，不妨请求家中其他成员的帮忙，千万不要带着情绪处理问题。不然或许在第一时间能将眼前的问题压下来，但孩子的委屈还在，甚至会积压成更难解的情绪。

培养手足感情需要时间

健康的手足关系，应该是冲突与和谐交错发生。父母要帮助孩子学习妥协、学习处理不同意见和愤怒、学习幽默和折衷之道，以及在必要时坚持己见等，这有助于日后他在人际关系的处理上富有弹性，也有助于他们了解别人的需求和感受。

并且手足感情的培养是需要时间的，不是一朝一夕就能看见效果的。爸妈千万不要因为孩子争吵，就认定他们感情不好，而急着介入。

让他们感受到你们的爱

无论有多少兄弟姐妹，也无论和手足间的感情有多好，孩子对爸妈爱的渴望是不会减少的。许多时候，孩子爱到身边来告状，其实不是要你仲裁，而是想得到爸妈的安慰，感受爸爸妈妈的爱。所有的手足发生冲突，首先要处理的就是他的情绪，用同理心聆听他的感受。很多时候，当他知道你了解他的感受，原先的争执点就会消弭了。

大事化小，小事化无

面对任何手足的争执，爸妈都要抱持"大事化小，小事化无"的心态来面对。竞争与不公平本来就是世界的常态，爸妈用不着时时提供一个公平的环境给他，孩子会在每一次的尝试中成长。爸妈若愿意营造一个尊重孩子、相信孩子能力的环境，他会以令你惊喜的方式长大。

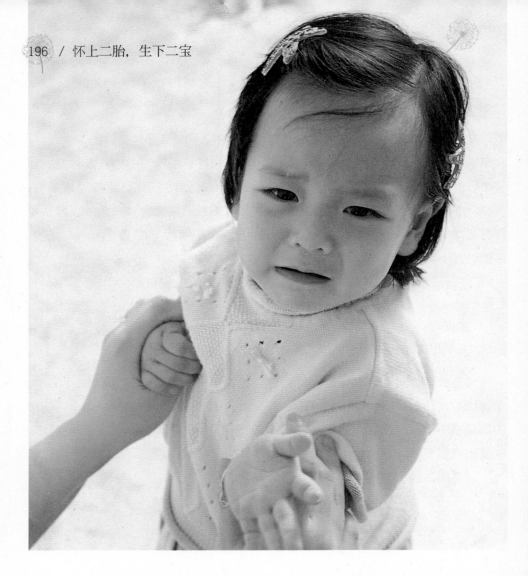

七、别让别人这样"捉弄"孩子

"逗"孩子和"捉弄"孩子是两个不同的概念。"逗"孩子应该是以儿童的快乐为前提，指成年人把自己放到儿童的位置上，以儿童能理解和接受的方式，制造出让儿童快乐的事件，其中包含着童心、快乐，甚至幽默和智慧。

有一位妈妈洗完一块床单晾起后，顺便和她两岁的小儿子玩一种叫"捉迷藏"的游戏。她和孩子分别站在床单两边，互相看不见，然后每喊一声"我来啦"，俩人就同时从床单左边或右边探头去看对方。孩子的目的是每次探头能和妈妈碰面，而妈妈的目的是每次探头都不让孩子看到。这样，妈妈有可能这一次刚刚从左边探了一次头，接下来的"我来啦"还是从左边探头。以孩子的判断，妈妈刚才从左边出来，这下该到右边了，就跑到右边，结果扑个空。这样可能来回扑几次空，到终于和妈妈碰上面了，孩子就会乐得大笑起来。尤其是妈妈使了小计策，刚从左边出来，又从左边出来，而孩子已学会判断，通过猜测，两次从同一边出来，连着脸对脸地和妈妈对上，孩子会为自己的成就感兴奋不已。

"捉弄"孩子，则是成人居高临下地利用孩子的幼稚，故意让孩子犯错误、哭泣和害怕，目的是逗大人高兴，给孩子带来的是羞辱、担忧和失落。

例如，大人手里拿一个准备给孩子的东西，却不痛快地给他，而是提条件，让孩子说一句甜言蜜语，如果孩子不愿说，就做出要把东西拿走不给的样子，直到孩子说了，才满意地把东西递给孩子。还有的大人以吓唬孩子取乐，看到小男孩，就做出要找把刀子割他小鸡鸡之类的动作；或者看一个小女孩极喜欢她的布娃娃，就把布娃娃藏起来，说丢了或被别人拿走了，直到小女孩急得大哭才拿出来。

成人觉得这很好玩，以为不过是逗孩子着急一下，哭一鼻子，一笑就没事了。其实，这些行为都会给孩子的心理造成伤害。它对孩子来说毫无趣味，只会让孩子有不安和不被尊重的感觉，损伤孩子的自尊心，增加孩子的社交恐惧和对他人的不信任。所以凡遇到这类事情，家长要礼貌而坚决地制止。这不是小事，事关孩子的事情无小事，在大人眼里是小事，对于孩子来说却是大事。

我国现代著名教育家陈鹤琴先生就坚决反对捉弄孩子，他认为和孩子玩儿也是德行教育，经常被捉弄的孩子会出现品德方面的缺陷。例如，大人经常用欺骗孩子的方法逗孩子，博得成人哈哈一笑，孩子就会慢慢养成不信任他人和说谎的习惯。

现代都市生活中，上面那些捉弄孩子的具体做法可能不多见了，但人们捉弄孩子的思维方式还很普遍，孩子在很多场合下仍然是被捉弄的对象。这些捉弄行为表面上看已不那么粗俗，但它们与上面那些捉弄行为的野蛮本质是相似的，都包含了对孩子的不尊重和不体谅。

这里援引陶行知先生的一首诗，这首诗写得太好了，所有的成人在面对孩子时都应该牢记：

"人人都说小孩小，小孩人小心不小，你若以为小孩小，你比小孩还要小。"

孩子被逗，家长如何应对？

● **疑问：** 亲戚朋友逗孩子，家长碍于情面不好拒绝，但不站出来制止，对孩子又会造成伤害。家长要怎么办？

● **支招：** 家长可以很智慧地用借口带孩子走开，或直接说孩子不太习惯这样的交流方式。

● **疑问：** 如何帮助孩子增强内心的力量？

● **支招：** 当出现不当的"逗"孩子行为时，家长千万不要当帮凶，也不要沉默无语，而要站在孩子身后给他一些支持和帮助，做他的后盾，给孩子起到示范作用，教会孩子如何与别人交流，如何表达自己的观点和感受。

切记，也不要抱着谁逗我们家孩子就跟他没完，甚至撕破脸的心态。这样会给孩子传递一种信息：谁都不要来惹我！孩子一点都逗不得，那肯定也不是好事情。